腰痛消滅！

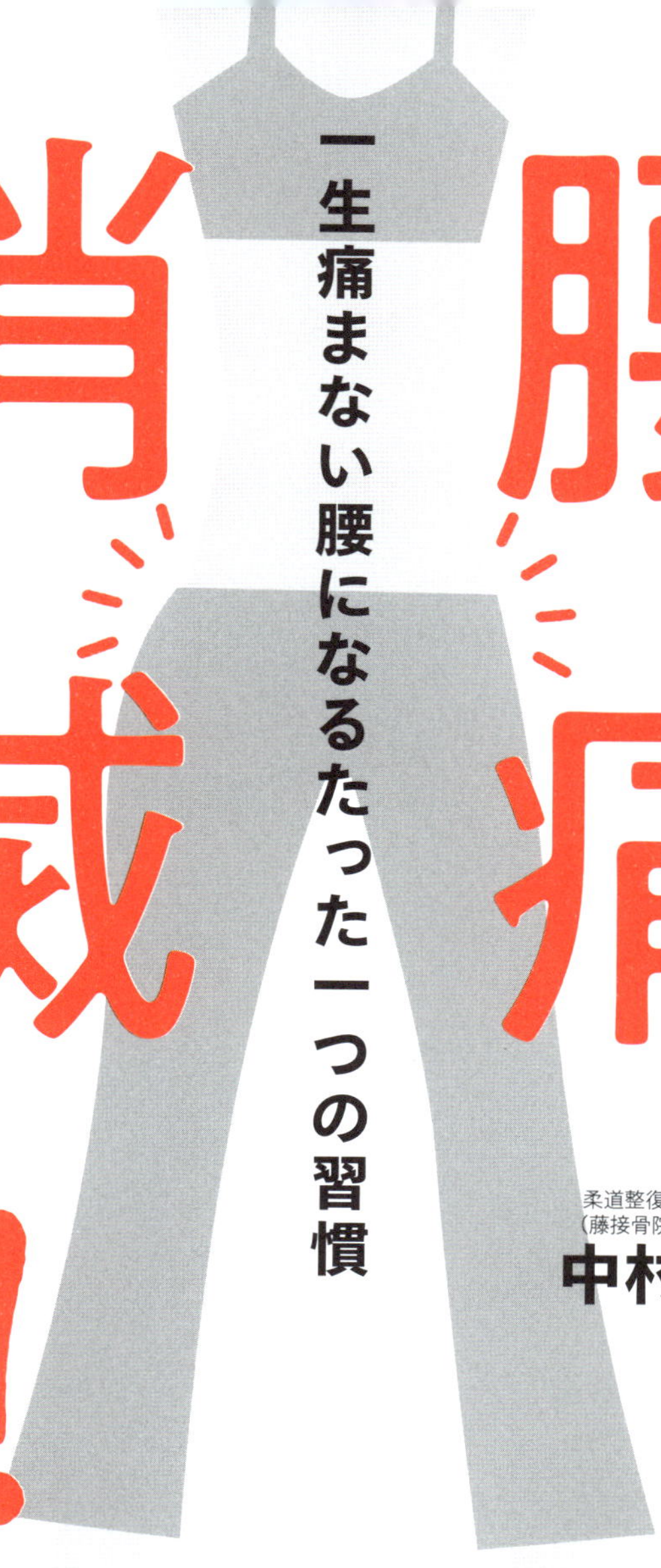

一生痛まない腰になるたった一つの習慣

柔道整復師・ウィステリア
（藤接骨院グループ）代表
中村哲也

自由国民社

本文デザイン／おおつかさやか
イラスト／植本 勇
校　正／川平いつ子

はじめに

一生痛まない「腰」は手に入る!

「私、腰痛持ちなんです」

腰痛で当院に来院される患者さんの多くは、こうおっしゃいます。

その言葉の裏には、

(とにかく、いまのつらい痛みをなくしてほしい)

(治療院でケアしてもらうと一時的にラクになるが、しばらくすると痛みが出てくるのでまた通っている)

という思いが見てとれます。

皆さん、現状の痛みを軽減することが目的であり、「腰痛を完治させたい!」と望んでいる患者さんは皆無ということです。

つまり、「腰痛は完治しない」とあきらめてしまっているのです。

本当に、腰痛持ちの方は一生、腰痛とつき合わなければならないのでしょうか？

そんなことはありません。

腰痛持ちの方のほとんどは、骨や筋肉、神経などには障害が出ていない「慢性腰痛症」（非特異的腰痛症）です。病院で検査を受けても原因がわからないならば、本書をご覧いただき、**まずは〝正しい姿勢〟だけを実践してください。ほぼ全員がいまの腰痛が治り、一生、腰痛から解放されます。**

なぜ、そう断言できるのか——。

それは、私がこれまで2万人以上の腰痛の患者さんに接し、実践を通じてわかった真実だからです。

腰痛は、姿勢が9割

2018年11月、私は『ひざ痛は消える！』（自由国民社刊）という本を上梓しました。おかげさまで話題となり、全国のひざ痛に悩む方がたに読まれています。

前著でも申しましたが、ひざ痛はもちろん、腰痛、首・肩こりはすべて関連しています。ですから、ひざ痛の患者さんでも、そのひざ痛がどこからきているのか、首、肩、腰と順を追って診ていきます。それらをていねいに調べていくと、必ず「姿勢」に行き当たるのです。

それもそのはず、人間は二本足で歩くようになってからというもの、体重をすべて腰やひざで受け止めて重心バランスをとるようになりました。

また、約5キロといわれる頭の重さを支えているのは首や肩です。「頭＝5キロのお米の袋」と考えれば、その重さは想像がつくでしょう。

その体を支えるために筋肉は必要ですが、**最も大切なのは「重心バランス＝姿勢」です。**筋肉をどれほど鍛えていても、姿勢が悪ければ体をむりなく支えることはできません。

なかでも腰は、文字どおり〝体の要《かなめ》〟です。

立つ、歩く、座る、横になるなど、日常生活のほとんどの場面で腰は使われています。ですから、姿勢の悪い人が支障をきたす部位のナンバーワンは腰なのです。

次のようなデータがあります。厚生労働省が平成28年におこなった「国民生活基礎調査」の状況です。左図のとおり、病気やケガ等による自覚症状の有無についての質問で、男性の自覚症状の1位は「腰痛」、2位は「肩こり」、女性では1位が「肩こり」、2位が「腰痛」でした。

性別に見た上位５症状

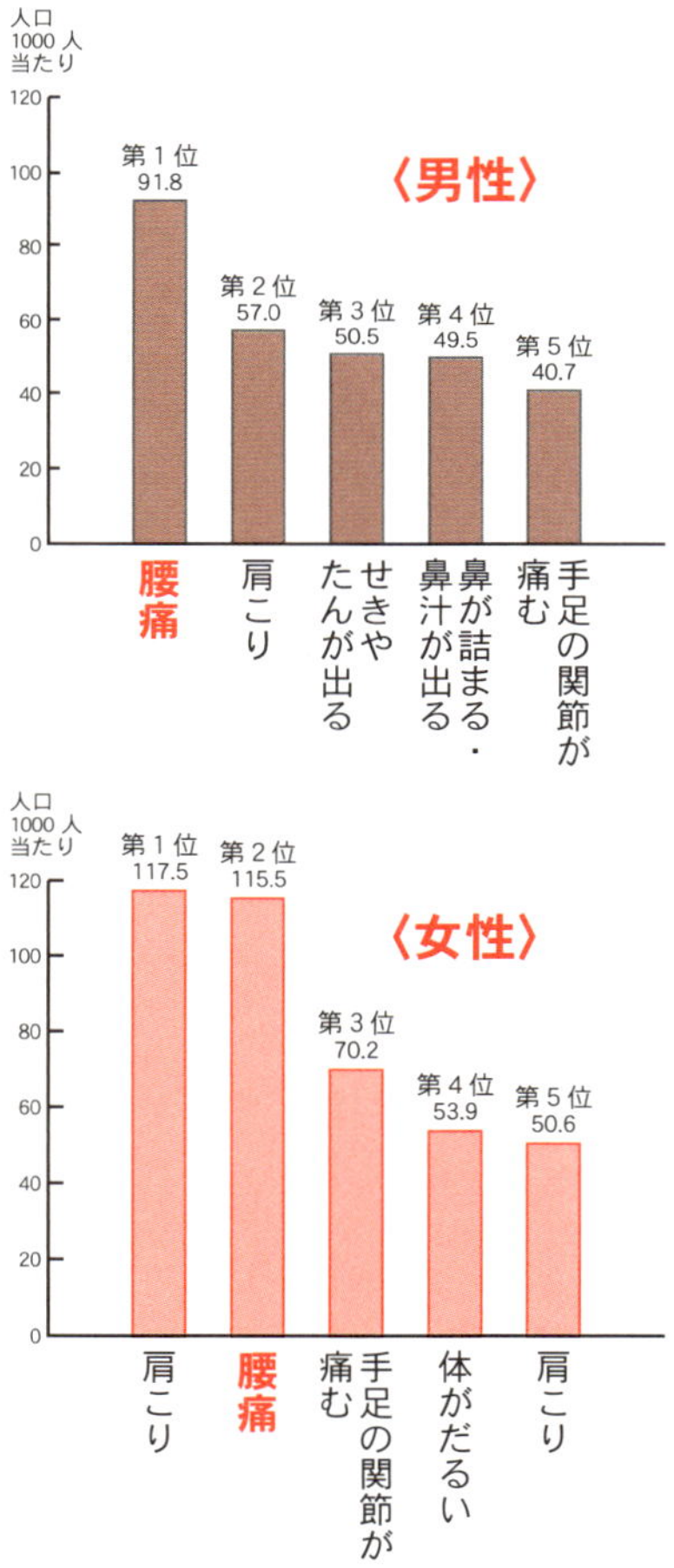

病気やケガ等で自覚症状のある者の割合
（熊本県を除く。平成28年・複数回答）

また、厚生労働省の別の調査では、日本人のおよそ4人に1人に相当する2800万人に腰痛の自覚症状があるそうです。

本書は、タイトルのとおり「腰痛を消し、一生痛まない腰を手に入れる方法がわかる本」ですが、肩や首のこり、ひざ痛、姿勢の気になる方が読んでも役立ちます。

腰の痛みを上手に伝えることができますか？

本書を手にとっているあなたは、いまどのように腰が痛いですか？

痛みを上手に伝えることができる人は、腰痛治しの〝才能あり〟です。

どんな病気でも、医師や療法士などの治療者に対して自分の痛みの内容をこまかく具体的に伝えられる患者さんのほうが、治療者はより適確な治療ができ、治りも早くなります、当然、その後の予防法についても的確に指導できます。

腰痛に関していえば、次ページの7点について治療者にお伝えください。

そうすれば、その腰痛が、何らかの病気によるものか（特異的腰痛症）、骨や筋肉、神経などには障害が出ていない、いわゆる腰痛持ちか（非特異的腰痛症）、判断できます。くわしくは39ページ以下、「腰痛のいろいろ」を参照してください。

治療者に伝えること

①いつから腰に痛みが起こったのか（痛みの時期）
②どうして痛みが起こったと考えられるか（痛みの原因）
③痛みを感じるのはどこか（痛みの場所）
④どの程度痛いのか（痛みの強さ）
⑤どんなときに、どれくらい痛むのか（痛みの増減）
⑥腰以外に体の変調はあるか（腰以外の症状）
⑦痛みで仕事や家事ができなくなっていないか（日常生活への影響）

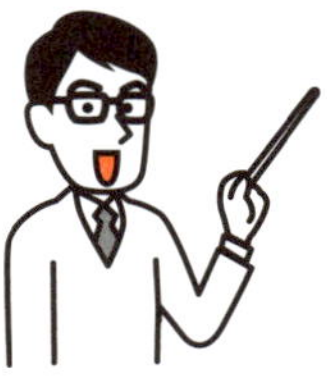

腰痛持ちに言ってはいけないNGワード

腰痛持ちのあなたは、整形外科や治療院で、「脚を組まないように」「いつも胸を張るように」「腹筋《ふっきん》や背筋《はいきん》を鍛えるように」などと指導されたことはありませんか？

これらは、腰痛持ちの方に言いたくても言ってはいけない、NGワードなのです。

NGワード①「脚を組むな」

骨盤《こつばん》の位置がずれて体がゆがむから、脚を組んではいけません――。

これは、腰痛持ちの方への注意事項の常識のようにいわれています。たしかに、脚を組むことは腰によくありません。しかし、私は腰痛持ちの方に「脚を組むな」と言ってはいけないと思っています。

脚を組むから腰痛になるのではありません。体がゆがんで重心バランスが悪い人は、座っていると腰が痛くなったり、だるくなったりします。そんなときは、脚を組む姿勢がラクなのです。つまり、痛みが軽減されるのです。

脚を組む人の多くは、いつも同じほうの足を上にしています。下になっているほうの足に重心がかかっているからです。重心バランスは、正しい姿勢で座っていれば自然に矯正されていきます。

脚を組まないことを心がけるより、**まずは正しい姿勢で座ることが大切**なのです。脚を組むクセを直したければ、おしり（坐骨《ざこつ》）の下にクッションなどをはさんで座る、という方法があります（100ページ下図参照）。こうすると脚が組めず、自然と正しい座り姿勢が保てます。

NGワード②「胸を張れ」

私たちは子どもの頃、「気をつけ！」と、しっかり胸を張ることを教えられました。胸を張って「気をつけ」の姿勢をすると、先生からほめられたものです。

しかし、このように**胸を張るのは悪い姿勢の練習です。絶対にやめてください。**

よい姿勢をとろうとして胸を張ると、逆に腰がそりすぎている状態、いわゆる「そり腰」になります。そり腰は腰に大きな負担がかかります。

あなたご自身が注意するのはもちろん、お子さんやお孫さんにも「胸を張りなさい」と言ってはいけません。

正しい姿勢はむしろ、「肩の力を抜いて、あごを引く」というイメージです。

正しい姿勢については、第3章をご覧ください。

NGワード③「腹筋・背筋を鍛えなさい」

腰痛持ちの方に、腹筋・背筋のトレーニングはおすすめしません。やみくもに腹筋・背筋を鍛えると、逆に姿勢が悪くなります。

一般的な腹筋トレーニングは、仰向けに寝て上体を起こす、起こしたままの姿勢で数十秒耐える、というものですね。それは「腹直筋《ふくちょくきん》」（36ページ参照）を鍛えています。腹直筋を鍛えるということは、体が前かがみになり、腰痛持ちの方には腰への負担がかかりすぎます。

インナーマッスル（深層筋）をしっかり鍛えている人なら腹直筋トレーニングも問題ありません。といっても、インナーマッスルを鍛えている人は、あまり腰痛にはなりませんが……。

背筋もしかり。一般的な体をそらせる背筋トレーニングは、腰椎《ようつい》をむりにそらせているわけですから、腰痛を悪化させてしまいます。

腰痛持ちの方に鍛えてほしいのは、インナーマッスルである「腹横筋《ふくおうきん》」「腸腰筋《ちょうようきん》」です（36・37ページ参照）。本書では、腰痛持ちの方に特化した安全なエクササイズを紹介していますので、第4章をご覧ください。

産後腰痛は100％改善できる

出産後に腰痛を訴える女性がきわめて多いのは、皆さんご存じのとおりです。

そのため、当院では開業当初から産後骨盤矯正に力を入れており、すでに1万人以上の産後腰痛の患者さんに施術しています。

妊婦が腰痛になりやすいのには理由があります。

出産のため、赤ちゃんが出てきやすいように関節をゆるめる「リラキシン」というホルモンが分泌され、そのおかげで骨盤が開き、スムーズに出産できるわけです。

しかし一度ゆるんだ骨盤は、その周囲の筋肉もダメージを受けているので元に戻りづらくなり、そのために多くの方が産後腰痛に悩んでいるのです。

私が「産後腰痛は１００％改善できる」とキッパリ言えるのは、**出産後に骨盤のズレを整えることで正しい位置に戻せる**からなのです。

また、産後骨盤矯正の患者さんには、生活指導にも重点をおきます。**基本の姿勢はもちろんのこと、授乳の姿勢や呼吸法も大切です。**

そして、出産後にぽっこりしたおなかを引き締めるために腹筋を鍛えようとする方もいるようですが、これは絶対にＮＧです。

ぽっこりおなかは、直腸や子宮、膀胱《ぼうこう》などの内臓を支える骨盤底筋《こつばんていきん》と腹横筋がゆるんでいるからです。上体を起こす腹筋トレーニングをすると、腹圧が高まることで骨盤から内臓を押しだすように力が入り、子宮脱や尿もれの原因になります。

本書では、産後腰痛のケアについてもわかりやすく解説しています。

腰痛と一生つき合う必要はありません。

まずは、正しい姿勢をマスターしてください。
そして、正しい姿勢を続けてください。
それができたとき、あなたは〝腰痛持ち〟を卒業です。

腰痛消滅！　一生痛まない腰になるたった一つの習慣　目次

第1章　腰痛のメカニズムと生活習慣

目 次

第2章　中村式腰痛改善メソッド

第3章 正しい姿勢を身につける

第4章　腰痛に速効！　これだけエクササイズ

第5章　腰痛にならない体をつくる

第6章　腰痛Q&A

第1章

腰痛のメカニズムと生活習慣

腰痛は「生活習慣病」

腰痛の患者さんの多くは、整形外科や治療院で施術を受けてそのときはよくなっても、しばらくしてまたぶり返します。だから一生、腰痛とつき合っていかなければならないという思いがあり、〝腰痛持ち〟という残念な言葉があるのでしょう。

このように腰痛が慢性化しやすいのは、その原因のほとんどが生活習慣にあるからです。つまり、**腰痛は「生活習慣病」**なのです。

生活習慣病といえば、高血圧や糖尿病など食習慣や運動習慣、そして飲酒や喫煙などの生活習慣が、発症や進行に関連する病気のことをいいます。腰痛も同様に、日常生活が深く関わっている病気なのです。

そして、**腰痛に深く関わっている生活習慣が「姿勢」**です。腰に悪い姿勢が習慣になっているから、施術によって一度よくなった腰痛がぶり返すのです。

デスクワークは重労働！

あなたが腰痛になるのは、どのようなときでしょうか。

長時間歩いたり、激しい運動をしたり、重たい荷物を持ったりしたあとですか？

たしかに、腰に負荷を与えることが腰痛の原因になります。

しかし、腰痛の原因は1つだけではありません。

「座っているのも重労働なんです」

私は患者さんに、いつも話しています。

姿勢や動作によって腰にかかる負担は異なります。ふつう、立っているときより、イスに座っているほうが腰にかかる荷重は大きいのです。

そうした腰に負担を与える**さまざまな要因が積み重なって、あなたの〝腰痛発症ライン〟を超えたときに症状があらわれます。**

ふだん、あなたがどれほど腰に負担をかけているか、27ページの図で確かめてください。

前かがみに要注意！

腰に悪い姿勢とは、体の1カ所に負担がかかりつづける姿勢です。イスに座るということは、上半身の体重を腰だけで支える状態ですから、腰にかかる比重が大きいのもわかりますね。

そして、**最も腰に負担をかけるのが、前かがみの姿勢です。**腰痛持ちは「前かがみになると痛い」という方が多いことからもわかります。

なぜ、前かがみは腰に悪いのか。

いくつか理由がありますが、簡単に言えば、体が斜めに傾くことで、5キロもある頭を含めた上体を腰だけで支えなければならないからです。上体を垂直にして座っていれば、首・背中・腰で頭を支えているのですが、前かがみになると腰だけで支えることになりますね。さらに荷物を持てば、腰が悲鳴をあげるのは当然です。

座りつづけたり、前かがみで作業したりすることが多い方は、**〝腰痛の負の貯金〟**を増やしつづけているのです。

腰に与える負担

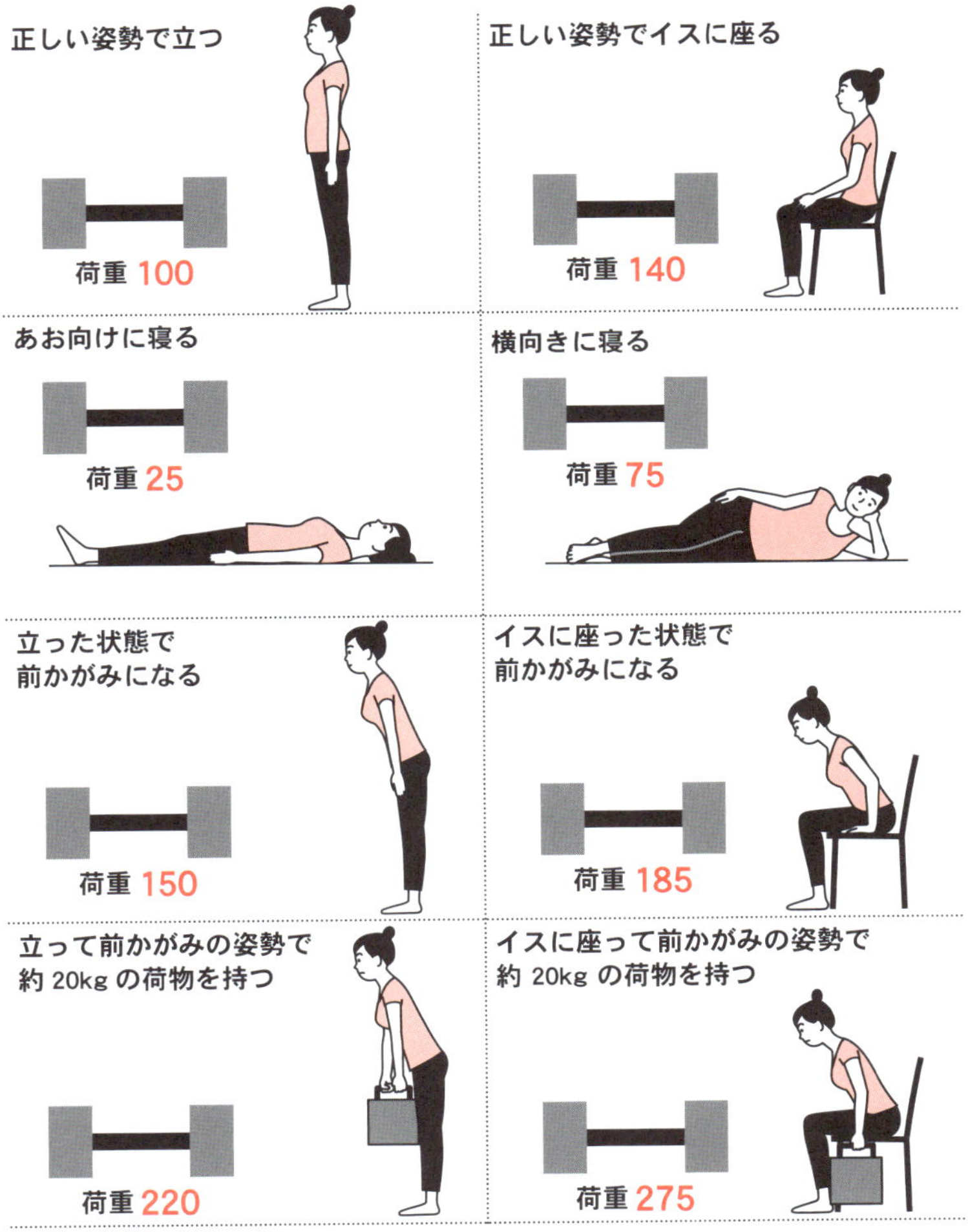

正しい姿勢で立ったときの腰への負担を 100 としたときの比較

腰の仕組み

「腰」とは、どの部分ですか？

こう聞かれて、的確に腰の位置を答えられる人は少ないでしょう。

腰は、背中側の肋骨《ろっこつ》のいちばん下の骨から、おしりのいちばん下のくぼんでいるあたりまでをいいます。おなかの裏側からおしり全体という感じでしょうか。ずいぶん広いですね。ですから、腰痛もさまざまです。

そして腰は、骨、骨と骨を連結する関節、筋肉などで形成されています。また、腰の部分にはたくさんの内臓があります。

まずは、腰痛を治し予防するために知っておきたい背骨の構造と筋肉の仕組みについて解説していきます。

背骨の構造

上体を支える大黒柱である背骨は、首からおしりまで24個の骨が縦に連なってできています。そのひとつひとつの骨を「椎骨《ついこつ》」といいます（31ページ上図参照）。

背骨を正面から見るとまっすぐですが、**横から見るとゆるやかなS字カーブを描いています。**このカーブは「生理的湾曲《わんきょく》」と呼ばれ、重たい頭を支え、運動時の衝撃や振動も受け止めるサスペンション（緩衝装置《かんしょうそうち》）の役目をしています。

また、たくさんの骨が連なることによって、前に曲げる、後ろにそる、左右にひねるなどの複雑な動きができるのです。

背骨は専門用語では「脊椎《せきつい》」と呼ばれ、上から頸椎《けいつい》（椎骨7個）、胸椎《きょうつい》（同12個）、腰椎《ようつい》（同5個）、そして仙骨《せんこつ》、尾骨《びこつ》の5つのブロックに分けられます。

腰の部分は、腰椎と仙骨、尾骨となります。さらに仙骨と尾骨は骨盤《こつばん》につながっています。骨盤の上には腰椎があり、下には大腿骨《だいたいこつ》があります。それらが連動して機能しています。

骨盤の働き

骨盤は、上半身と下半身をつなぐ、人間の骨格の中心です。

骨盤には2つの大きな役割があります。

ひとつは、**歩く・座るといった人間の動作を支える役割**です。歩くときには、両足からの衝撃を吸収し、上半身の重みを支えます。座るときには、坐骨《ざこつ》を支点として上半身の重みを支えます。

そしてもうひとつは、**直腸・子宮・膀胱《ぼうこう》などの内臓を包みこむように守り、下から支える役割**です。骨盤がゆがむと、内臓が下垂し、臓器の働きが悪くなったり、ぽっこりおなかの原因になります。

当院の患者さんの8割以上が女性です。骨盤矯正のためです。なぜなら、女性は妊娠・出産があるので、男性より骨盤の空洞が広くなっています（左ページ下図参照）。ですから、産後の方だけでなく、女性一般に骨盤のゆがみが起こりやすいのです。骨盤のゆがみが腰痛の原因になることは言うまでもありません。

背骨と骨盤

【背骨を横から見た図】

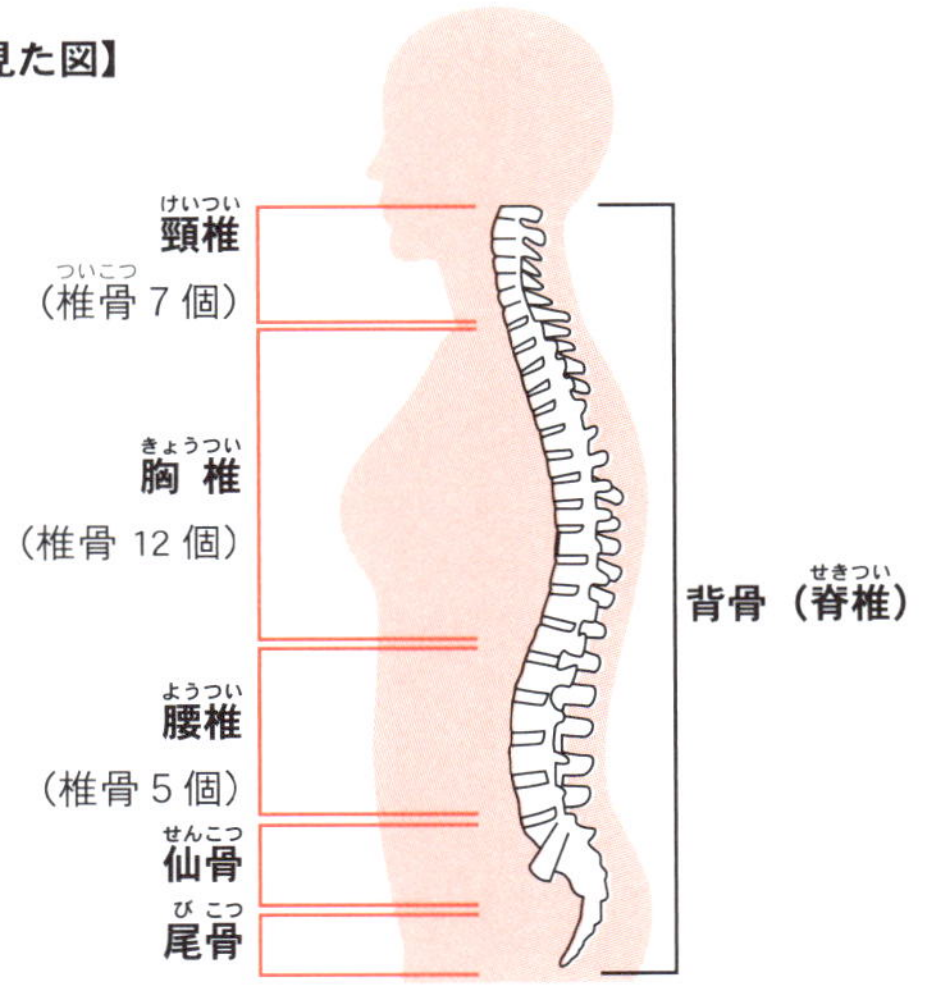
頸椎《けいつい》
（椎骨《ついこつ》7個）
胸椎《きょうつい》
（椎骨12個）
腰椎《ようつい》
（椎骨5個）
仙骨《せんこつ》
尾骨《びこつ》
背骨（脊椎《せきつい》）

【骨盤を斜め上から見た図】

骨盤＝寛骨《かんこつ》＋仙骨《せんこつ》＋尾骨《びこつ》

寛骨＝腸骨《ちょうこつ》・恥骨《ちこつ》・坐骨《ざこつ》が成長とともに一体化したもの

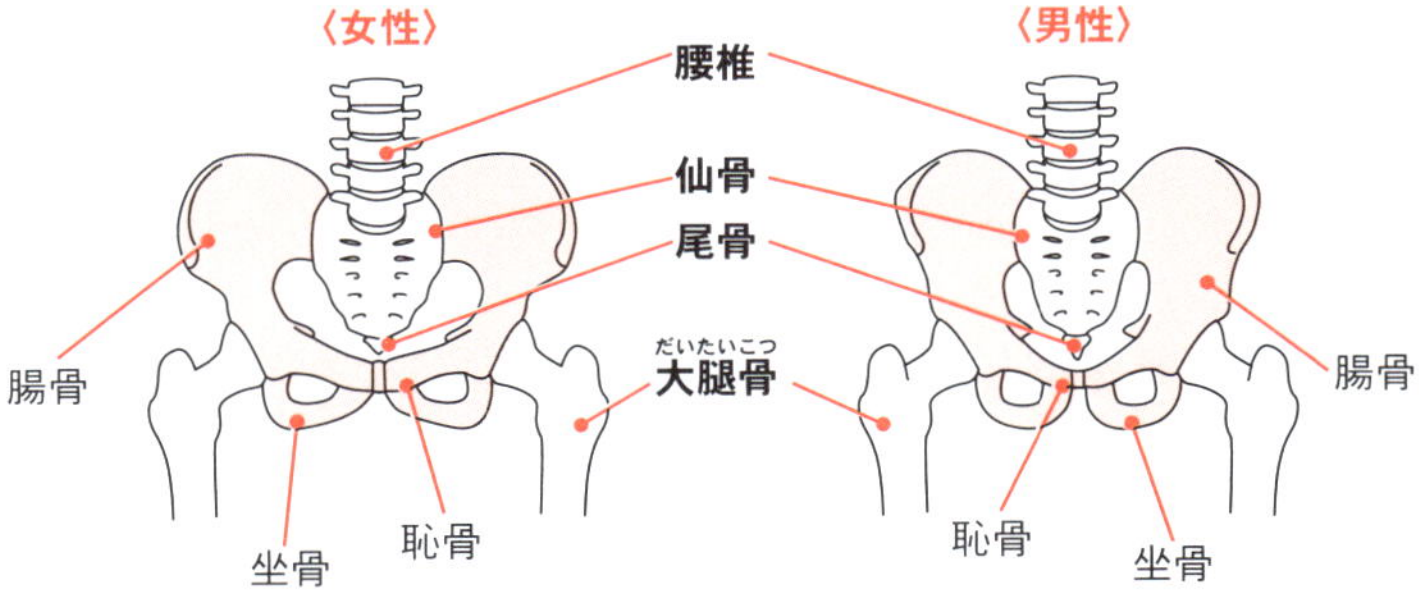
〈女性〉
〈男性〉
腰椎
仙骨
尾骨
大腿骨《だいたいこつ》
腸骨
坐骨
恥骨
恥骨
坐骨
腸骨

女性は出産の際に胎児が通るため、骨盤の入口と出口が広い。

椎骨の構造

脊椎《せきつい》の椎骨《ついこつ》と椎骨の間には「椎間板《ついかんばん》」という円板状の軟骨組織がはさまれています。この椎間板がクッションの役目をして、椎骨にかかる負担を吸収しています。ところが椎間板は、年齢とともにうるおいがなくなり、弾力性が弱まってクッション効果が薄れてきます。そのため、加齢とともに腰痛の患者さんが増えてくるわけです。

また、**椎骨は「椎体《ついたい》」と「椎弓《ついきゅう》」からなっています。**椎体は体の前方の筒状の部分です。椎弓は後方の複数の突起《とっき》がついた部分です。

椎体と椎弓の間には「脊柱管《せきちゅうかん》」と呼ばれる穴があります。その穴は上下にトンネル状になっていて、「**脊髄神経《せきずいしんけい》**」という脳からつながる重要な神経が通っています。なかでも腰の部分にはこまかい神経が束《たば》になって通っていて、馬のしっぽのように見えることから「**馬尾神経《ばびしんけい》**」と呼ばれます（33・34ページ参照）。

あとで解説する腰部脊柱管狭窄症《ようぶせきちゅうかんきょうさくしょう》は、腰部の脊柱管が何らかの原因で狭くなり、馬尾神経が圧迫されることによって腰痛や下肢《かし》にしびれなどが起こる病気です。

腰椎と椎骨

【背骨を横から見た図】

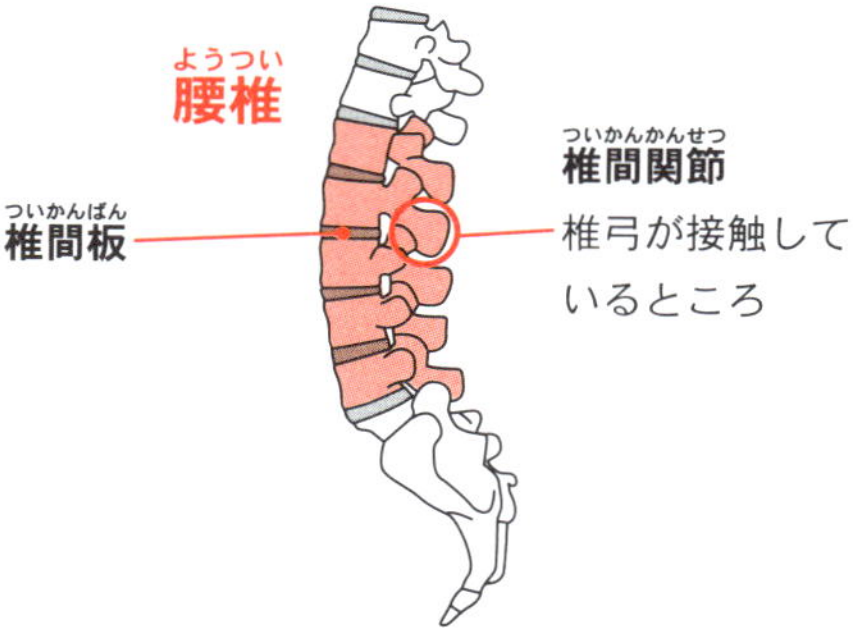

【椎骨を横から見た図】

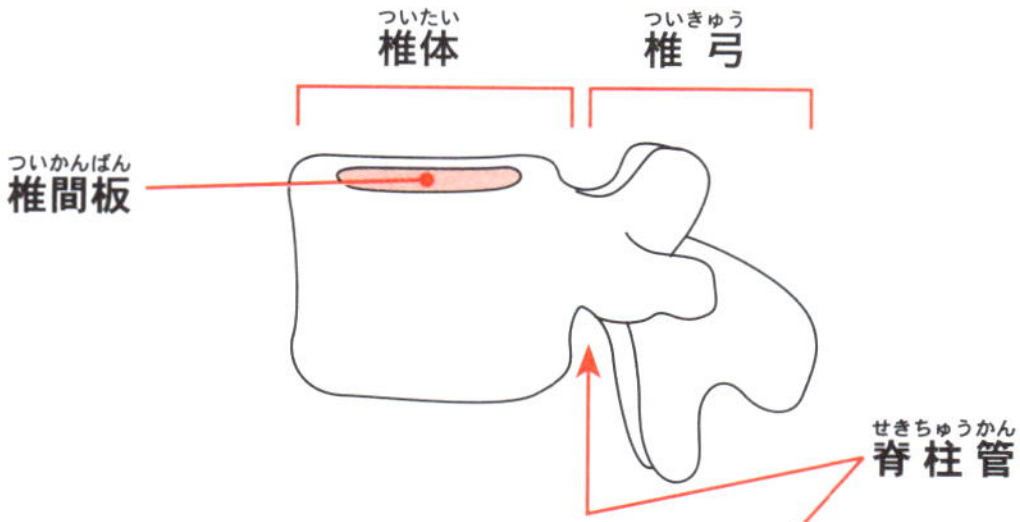

【椎骨を上から見た図】

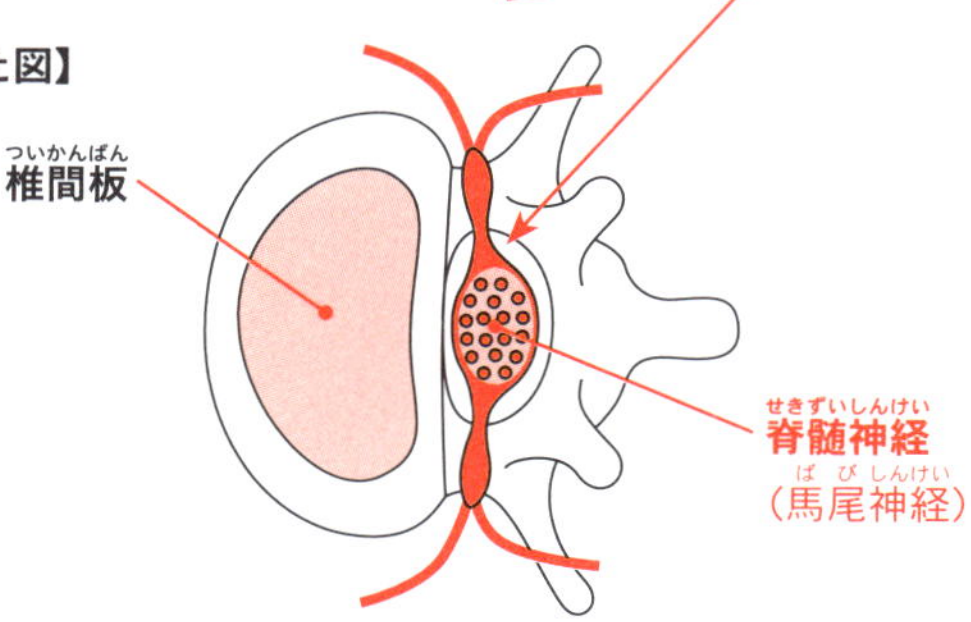

脊髄神経と坐骨神経痛

【腰椎を横から見た図】

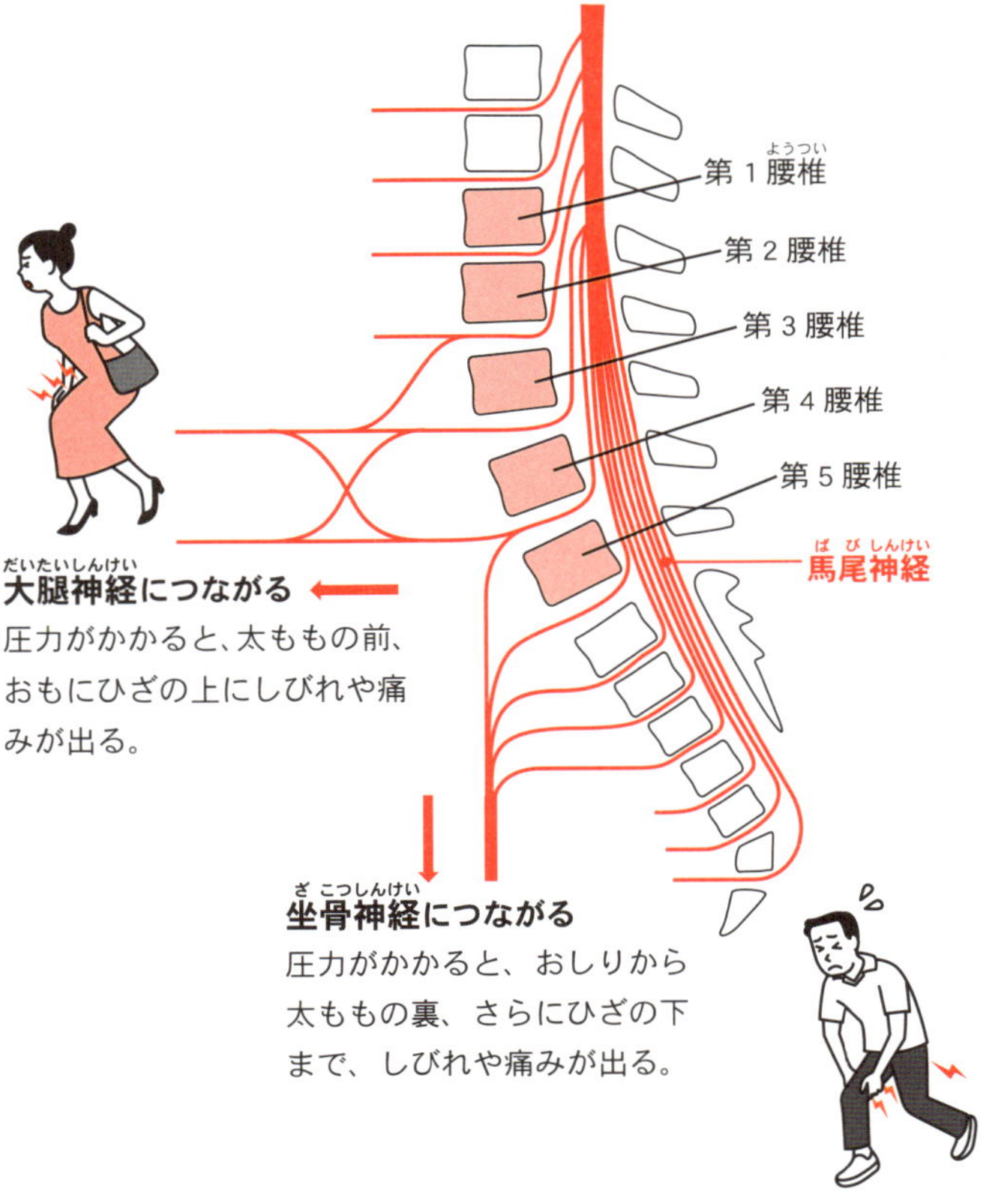
脊髄神経《せきずいしんけい》
第１腰椎《ようつい》
第２腰椎
第３腰椎
第４腰椎
第５腰椎
馬尾神経《ばびしんけい》

大腿神経《だいたいしんけい》につながる
圧力がかかると、太ももの前、おもにひざの上にしびれや痛みが出る。

坐骨神経《ざこつしんけい》につながる
圧力がかかると、おしりから太ももの裏、さらにひざの下まで、しびれや痛みが出る。

腰を支える筋肉

筋肉は、筋繊維《きんせんい》が何層にも重なって組織されているもので、体の最も奥に位置している深層筋をインナーマッスルといいます。

おなか側には、表層から内側に向かって**「腹直筋《ふくちょくきん》」「腹斜筋《ふくしゃきん》」「腹横筋《ふくおうきん》」**、深層部に**「腰方形筋《ようほうけいきん》」「腸腰筋《ちょうようきん》」**があります。

背中側には、表層に**「僧帽筋《そうぼうきん》」「広背筋《こうはいきん》」**などがあり、背骨にそって**「脊柱起立筋《せきちゅうきりつきん》」**、さらにその下に**「多裂筋《たれつきん》」**などがあって腰を支えています。

おしりには、大きな**「大臀筋《だいでんきん》」**の下に**「中臀筋《ちゅうでんきん》」**、深層部に**「梨状筋《りじょうきん》」**があります。

背骨の自然なS字カーブは、腹筋群《ふっきんぐん》が前から、背筋群《はいきんぐん》が後ろから、臀筋群《でんきんぐん》が下から支えることで維持されています。なかでも**腸腰筋が衰えると、腰や骨盤周りの筋肉に負担がかかります。**また、筋肉の間には多数の神経や血管が通っているため、しびれが出ることもあります。**腰痛を改善し、一生、腰痛にならない体をつくるには、インナーマッスルを強化することが大切です。**それが正しい姿勢になるコツです。

腰周りの筋肉

【後ろから見た図】

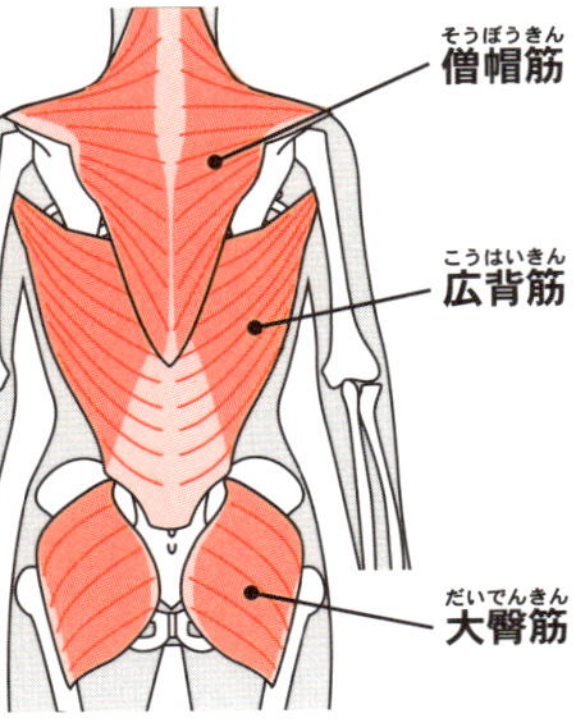

【前から見た図】

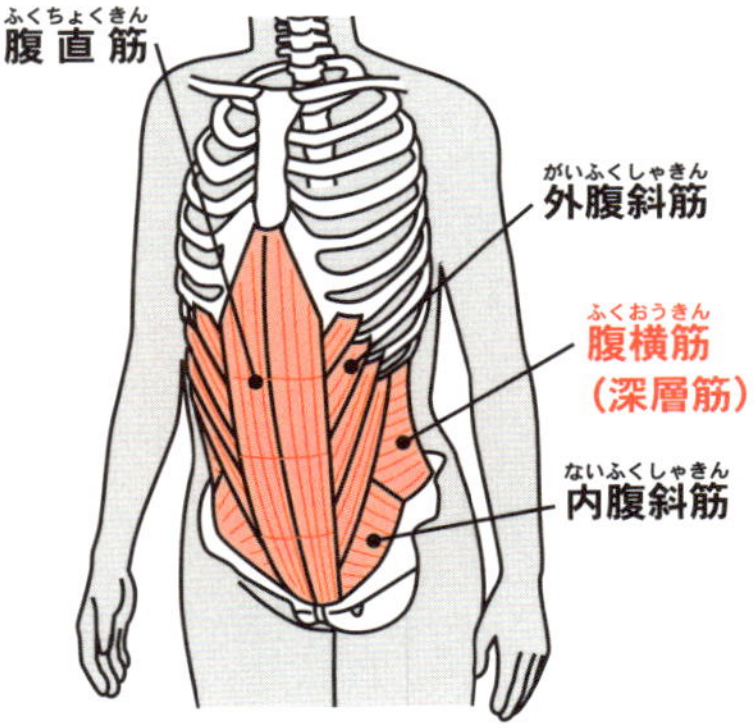

【輪切りにした図】

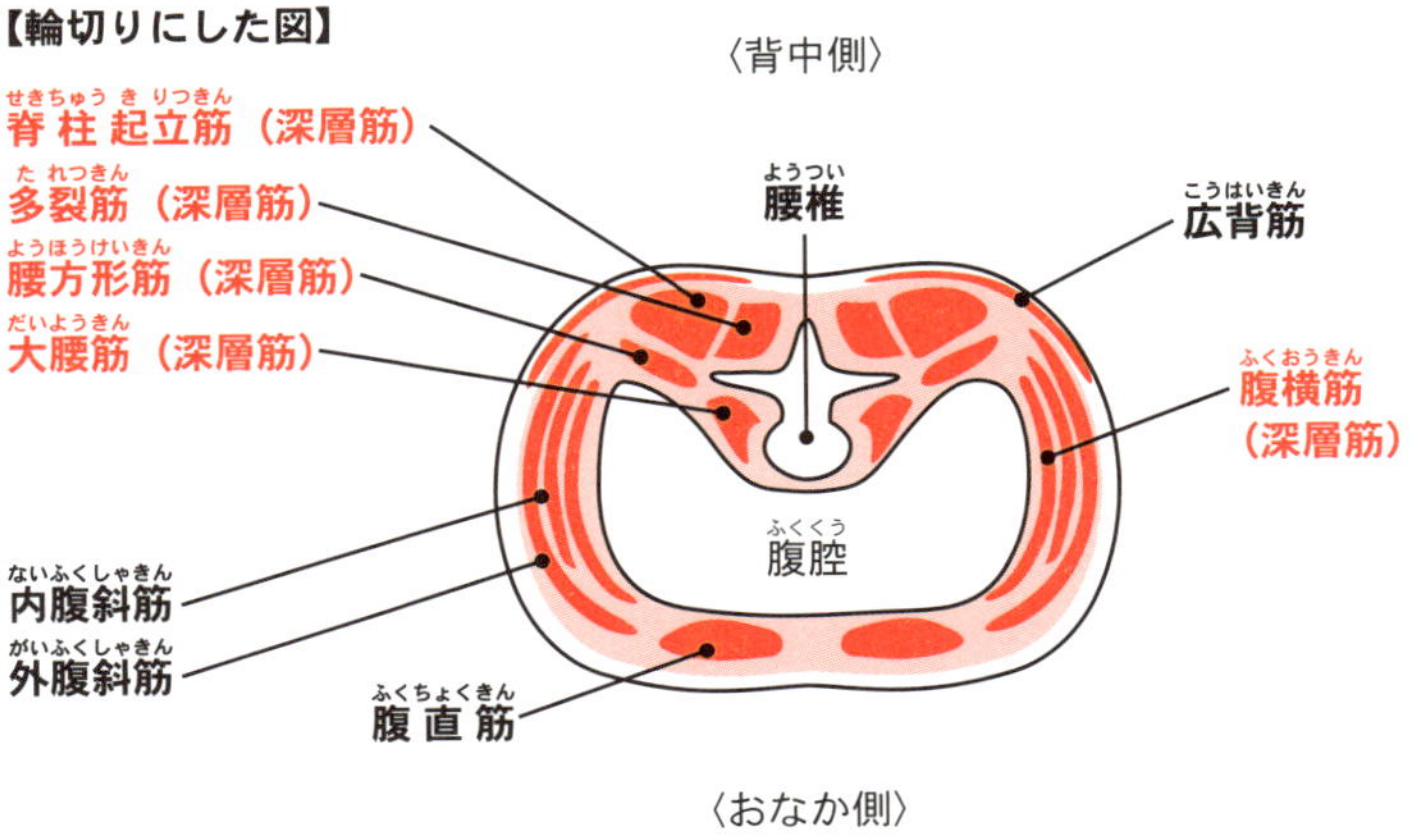

おなかの深層筋

【前から見た図】

腸腰筋《ちょうようきん》＝大腰筋《だいようきん》＋腸骨筋《ちょうこつきん》

横隔膜《おうかくまく》を貫いて
腰椎と大腿骨を結ぶ
筋肉群の総称

脚を付け根から振りだす働きをする。

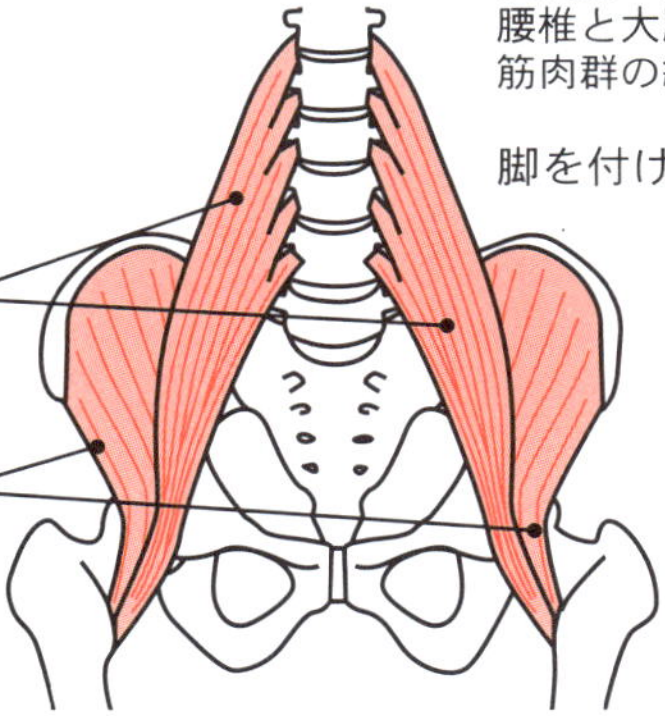

【前から見た図】　　**【横から見た図】**

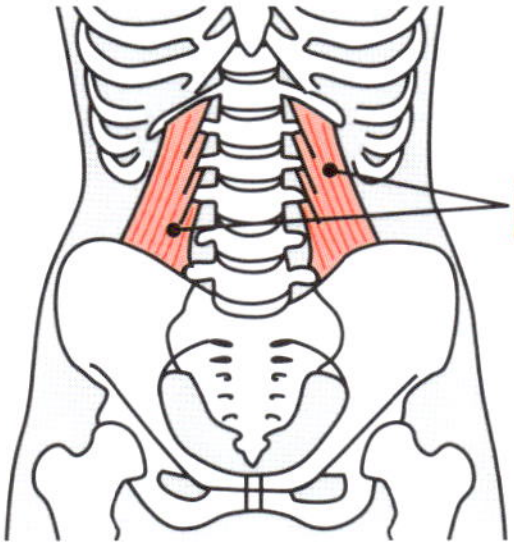

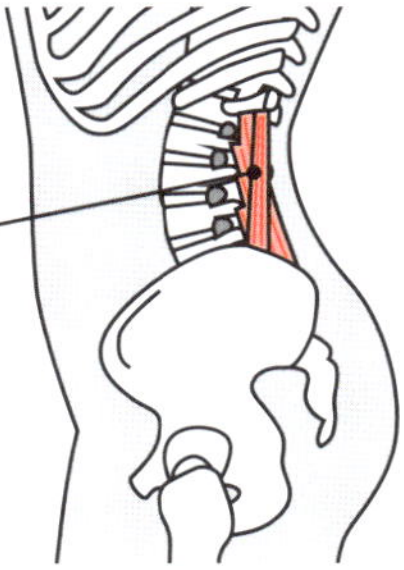

腰を横に曲げたり、そらせたりする働きをする。

背中の深層筋

【後ろから見た図】

脊柱起立筋《せきちゅうきりつきん》＝棘筋《きょくきん》＋最長筋《さいちょうきん》＋腸肋筋《ちょうろくきん》

背骨をまっすぐに保つ働きをする。

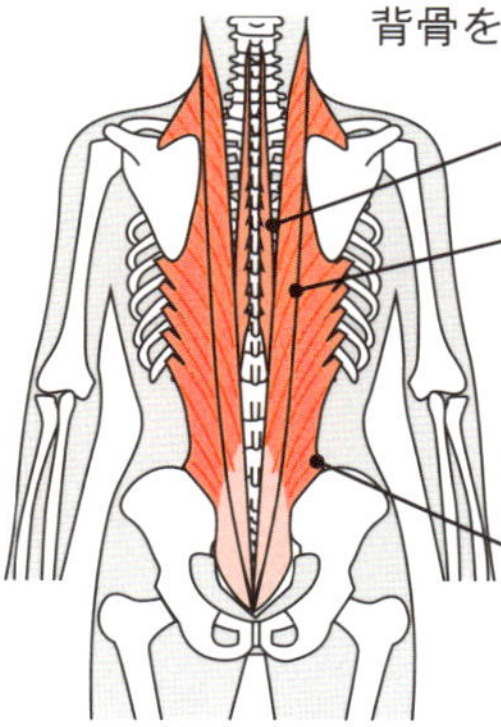

棘筋
最長筋
最長筋の下には多裂筋《たれつきん》があり、
腰部で最も発達している。
腸肋筋

おしりの深層筋

【後ろから見た図】

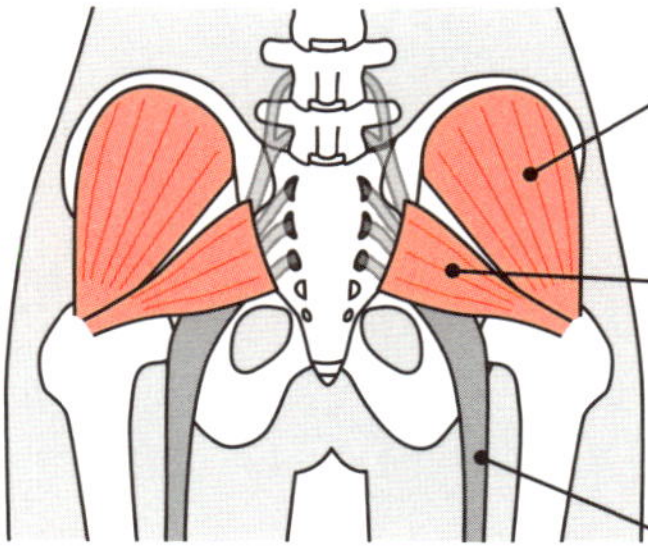

中臀筋《ちゅうでんきん》
足を横に踏みだす
ときに使われる。
梨状筋《りじょうきん》
歩行時や方向転換する
ときに使われる。
坐骨神経

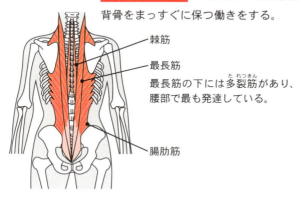

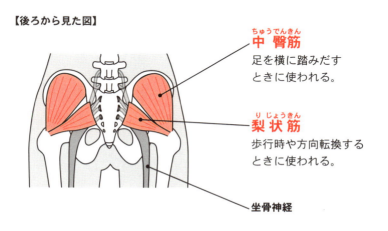

腰痛のいろいろ

腰痛で病院にかかると、おもにX線（レントゲン）、CT（コンピュータ断層撮影法）、MRI（磁気共鳴画像法）などによる画像検査をおこないます。さらに造影剤を使って、血流や神経の障害を調べる検査をおこなうこともあります。

しかし、検査によって腰痛の原因を特定できるのは2割弱といわれています。

つまり、**腰痛持ちの方の8割以上は、病院で検査を受けても、その原因がわからないのです。**

原因が特定できる腰痛を「特異的腰痛症」、原因が特定できない腰痛を「非特異的腰痛症」といいます。

医師に「慢性腰痛症（あるいは急性腰痛症）ですね。湿布を出しておきましょう」「痛む間は安静にしてください。しばらく様子をみましょう」「なかなかよくならないようだったら、また来院してください」などと言われたら、それは非特異的腰痛症です。

「それなら、病院で検査を受ける必要はないじゃないか」というのは大間違い。**まずは検査を受けて、病気が原因の腰痛ではないことを確かめましょう。**

もし特異的腰痛症であるとわかったら、専門医の治療が必要ということです。

特異的腰痛症のなかで発生頻度が高い病気は、「腰椎椎間板《ようついついかんばん》ヘルニア」「腰部《ようぶ》脊柱《せきちゅう》管狭窄症《かんきょうさくしょう》」「脊椎圧迫骨折《せきついあっぱくこっせつ》」の3つです。また、内臓の病気が原因で腰痛を発症する場合もあります。

〈特異的腰痛症〉

腰椎椎間板ヘルニア……………………20～40代の男性に多い

腰部脊柱管狭窄症………………………50～60代の男性に多い

脊椎圧迫骨折……………………………高齢の女性に多い

腰椎分離症…………………若年層やスポーツマンに多い

腰椎すべり症……………………………高齢者や女性に多い

内臓の病気が原因の腰痛

〈非特異的腰痛症〉

慢性腰痛症

急性腰痛症（ぎっくり腰）

腰椎椎間板ヘルニア

腰椎椎間板《ようついついかんばん》ヘルニアは、腰椎の椎骨《ついこつ》間のクッション材となる椎間板がはみだして、馬尾《ばび》神経《しんけい》を圧迫する病気です。

レントゲンでは骨しか映らないので、椎間板を映しだすＭＲＩ検査をおこないます。さらに、神経学的検査（知覚検査、筋力検査、反射検査など）によって病気を確定します。

この病気は、**力仕事をおこなう20代から40代の男性に多く発症しやすい**といわれています。つまり、椎間板の酷使をくり返すことでヘルニアの状態になるわけです。

症状は、**腰の痛みより、片側の下肢にかけてのしびれや脱力**が特徴です。ですから、腰痛になったからといって椎間板ヘルニアを疑うのはちょっと違います。

椎間板ヘルニアの治療は、薬物療法（痛み止めや筋弛緩薬《きんしかんやく》、神経ブロック注射など）と、理学療法（温熱療法、けん引療法、コルセット装着など）があります。

治療効果が見られないときは、はみだした椎間板を切除する手術もありますが、**自**

然に回復していくことも多いので経過観察をするのが主流です。

椎間板がつぶれてヘルニアが起こっていても症状が出ないこともあります。

神経や血流に障害がない、無痛性のヘルニアです。じつは健常者でも、検査すると3人に1人が無痛性ヘルニアをもっているといわれています。無痛性ヘルニアの人がどれほど多いか想像がつきますね。

腰痛で整形外科を受診し、MRI検査よってヘルニアの状態が確認されたとしましょう。医師から画像を見せられて、「椎間板がはみだしていますね」と言われても、手術など最終手段に踏み切る前に「腰痛の原因は本当にヘルニアなのだろうか」と、少し疑ってみたほうがよいと思います。

整形外科で腰椎椎間板ヘルニアと診断され、いろいろやったが痛みが治まらないといって当院にお見えになった患者さんが、当院の1回の施術と生活指導だけで腰痛が治ったというケースがかなりあります。これは明らかに、ヘルニアが原因の腰痛ではなかったということです。

腰椎椎間板ヘルニア

【腰椎を上から見た図】

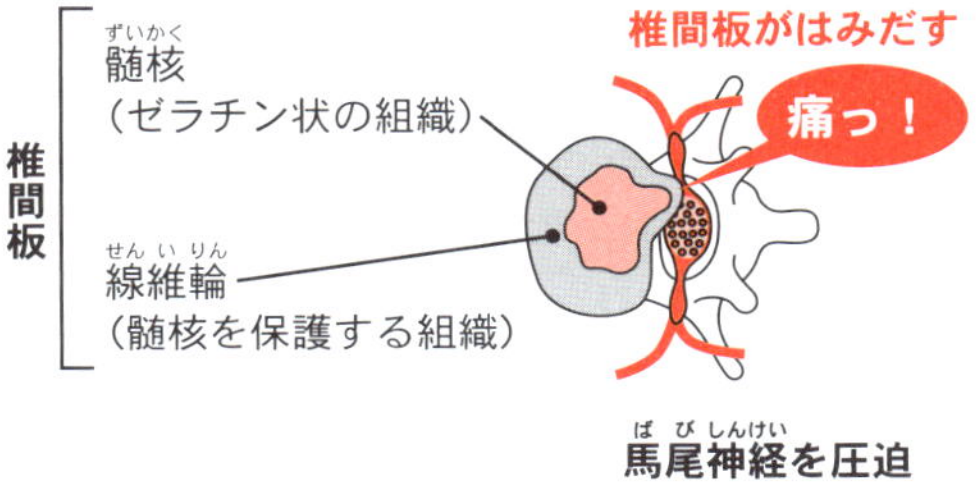

【腰椎を横から見た図】

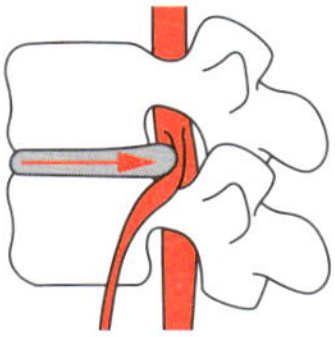

前かがみになると椎間板が押しだされ、神経を圧迫して痛みが生じる。

腰部脊柱管狭窄症

【腰椎を上から見た図】

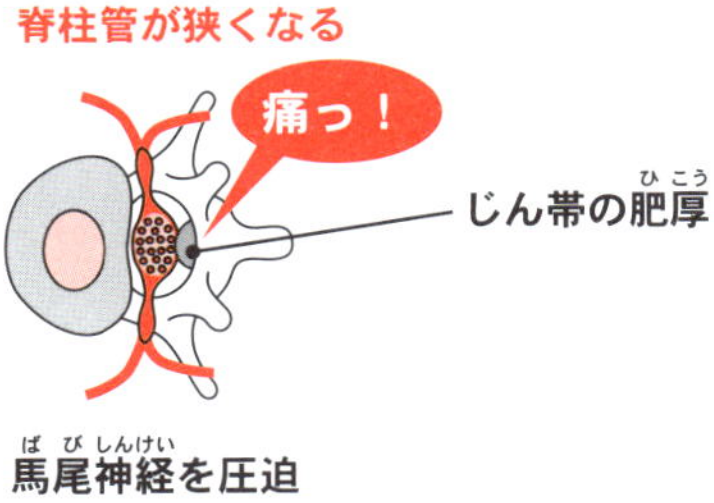

【腰椎を横から見た図】

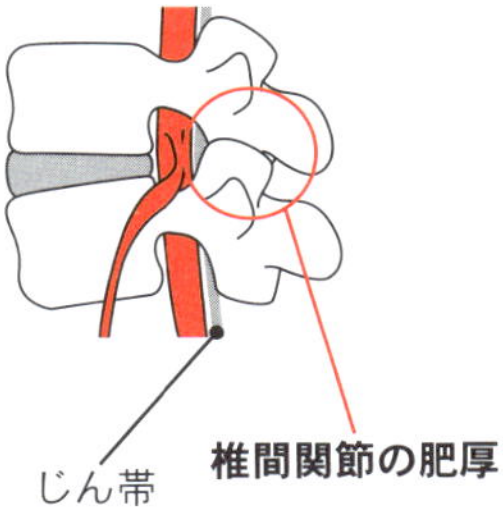

腰をそると脊柱管が狭くなり、神経が圧迫されて痛みが生じる。

腰部脊柱管狭窄症

脳からつながる重要な脊髄神経《せきずいしんけい》の通り道である脊柱管《せきちゅうかん》が狭くなり、腰部の馬尾神経《ばびしんけい》を圧迫する病気です。

MRI検査や脊髄造影検査（ミエログラフィー）によって病気を確定します。

加齢とともに脊柱管が狭くなる原因は、椎間関節《ついかんかんせつ》やじん帯《たい》の肥厚《ひこう》などです。あるいは、前述の腰椎椎間板ヘルニアや、後述の腰椎すべり症に起因している場合もあります。**患者さんは女性よりも、50～60代の骨がしっかりしている男性のほうが多いようです。**

症状は、**腰痛や「坐骨神経痛《ざこつしんけいつう》」と呼ばれる下肢にかけての痛みやしびれ**です（34ページ参照）。腰部の大腿神経《だいたいしんけい》につながる馬尾神経が圧迫されると、太ももの前、おもにひざの上にしびれや痛みが出ます。坐骨神経につながる馬尾神経に圧迫されると、おしりから太ももの裏、さらにひざの下までしびれや痛みが出ます。

腰部脊柱管狭窄症は、椎間板ヘルニアと同様に神経を圧迫する病気なので症状が似ていますが、痛みを発症する動作が異なります。

単なる椎間板ヘルニアの場合は、前かがみになると痛み、腰をそらすと痛みがやわらぎますが、脊柱管狭窄症はその逆に、腰をそらすと痛み、前かがみになると痛みがやわらぐという傾向があります。**前かがみになって腰を丸くすると、腰部の脊柱管が広くなる**からです。


腰部脊柱管狭窄症の代表的な症状としては「間欠性跛行《かんけつせいはこう》」があります。これは、一定の距離を歩くと下肢に痛みやしびれが起こり、前かがみになって休むとラクになるが、休み休みでなければ長距離を歩けないという症状です。

また、**狭窄の場所によっては尿もれや排尿障害が起こります。**

病院での治療は、椎間板ヘルニアと同様です。生活に支障が出るほど坐骨神経痛の痛みが強い場合には、神経の周辺に局所麻酔薬を注射して痛みを治める神経ブロック注射をおこないます。排尿障害など症状が重いときは、脊柱管を広げる手術をおこなう場合もあります。

腰椎分離症・腰椎すべり症

腰椎《ようつい》分《ぶん》離《り》症《しょう》は、腰椎の椎骨《ついこつ》の一部が疲労骨折して分離してしまう病気です。

ほとんどの場合、背骨がしっかりとできあがっていない成長期に、肥満だったり姿勢が悪かったり激しいスポーツを続けることで発症しますので、**小中学生が腰痛を訴えた場合には、まず腰椎分離症を疑います。**

初期は椎骨の一部にヒビの入った状態です。初期の段階でコルセットなどの装具療法によって運動を控えるようにしていれば、たとえ椎骨が分離していても成長期の終わりとともに治癒します。しかし適切な治療をおこなわずにいると完全に腰椎分離症となり、中高年になって腰椎すべり症を発症しやすくなります。

腰椎すべり症は、分離した椎骨がさらに前方にずれてしまう病気です。ずれた椎骨が神経を圧迫して腰椎椎間板ヘルニアや腰部脊柱管狭窄症を発症することもあります。

また、**椎骨の分離をともなわない腰椎すべり症もあります。**それは、加齢とともに椎間板が変形し、椎骨が徐々にずれていくことによって起こります。

腰椎分離症

【腰椎を横から見た図】

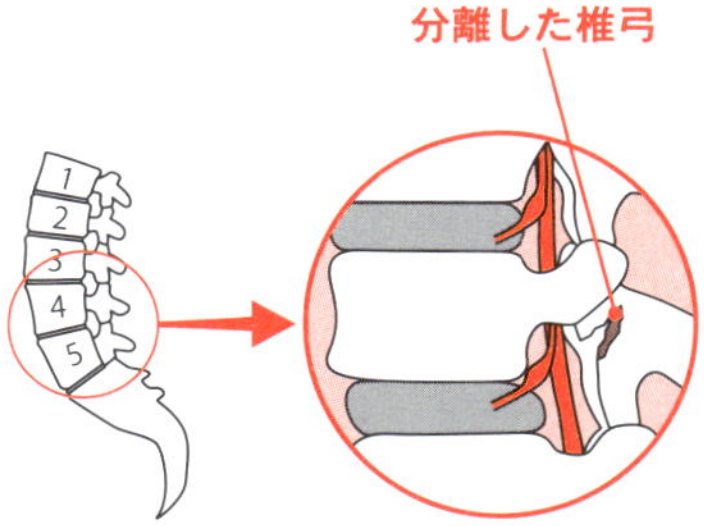
分離した椎弓
1
2
3
4
5

第４腰椎、第５腰椎が
分離しやすい。

腰椎すべり症

【腰椎を横から見た図】

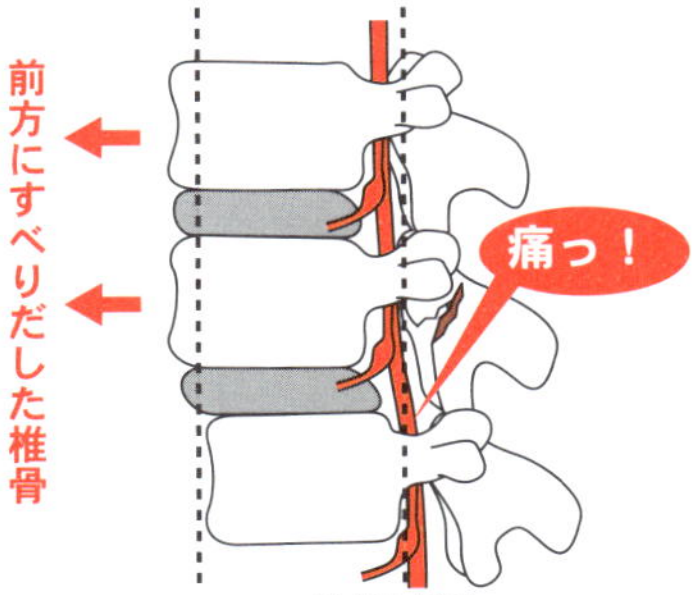
前方にすべりだした椎骨
痛っ！
馬尾神経《ばびしんけい》を圧迫

分離した椎骨が前方にすべりだして
神経を圧迫する。

脊椎圧迫骨折

【腰椎を横から見た図】

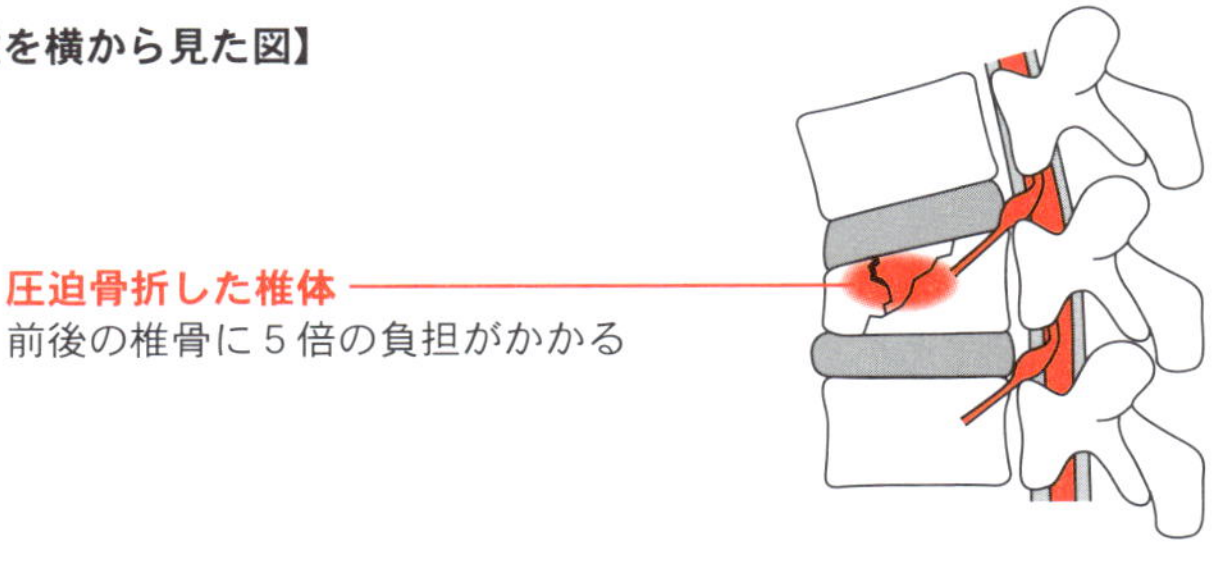
圧迫骨折した椎体
前後の椎骨に５倍の負担がかかる

骨粗しょう症にともない、高齢の女性に多い。

脊椎圧迫骨折

背骨に強い圧力がかかり、胸椎《きょうつい》や腰椎《ようつい》の一部が押しつぶされてしまう病気です。

この病気は、閉経後の高齢女性に多い骨密度の低下、いわゆる「骨粗《こつそ》しょう症《しょう》」と深く関わっています。骨粗しょう症になると、くしゃみやしりもち、重いものを持ち上げる、体をひねるなど、ちょっとしたきっかけで椎骨《ついこつ》が押しつぶされて、いつのまにか骨折していることがあります。60歳以上の腰が曲がった女性の6割に脊椎圧迫骨折が見つかっており、**身長が2センチ以上縮んだ方は要注意です。**

起き上がったり、かがんだりする動作のときに腰や背中に痛みがあり、横になって安静にしていれば痛みは治まります。そのため、痛みを感じながらも年のせいだからと専門医を受診せず、我慢して生活している人が多いようですが、**そのまま放置しておくと他の椎骨に負担がかかり、また次の骨折を招くという悪循環になります。**

病院での治療は、コルセットやギプスなどの装具療法をおこないます。そして、骨粗しょう症の薬を服用して骨密度を増加させます。

内臓の病気が原因の腰痛

腰の部分にはたくさんの内臓があります。そのため、内臓の病気が原因で腰痛を発症する場合もあります。なかでも腰痛の原因になりやすいのは腎臓《じんぞう》の病気です。

腎臓は、ウエストより少し上の背中側の左右にあります。腎臓に異常があるときは、わき腹や腰に鈍《にぶ》い痛みや違和感を感じます。**その場でジャンプして着地したときに、もしも痛みを感じるようなら、「腎盂炎《じんうえん》」「尿管結石《にょうかんけっせき》」「水腎症《すいじんしょう》」など腎臓の病気が疑われます。**そのほか、腰痛の原因になる内臓の病気には、**「胆のう炎《たんのうえん》」「虫垂炎《ちゅうすいえん》」「膵炎《すいえん》」**などがあります。

腰痛で当院の患者さんのなかにも、まれに内臓疾患が疑われる方がいます。横になって安静にしていても鈍痛《どんつう》が治まらなかったり、腰を回したり前後屈《ぜんこうくつ》をしても痛みの度合いが変化しない場合です。

体を動かして痛みの度合いに変化がないということは、腰椎椎間板ヘルニアや腰部脊柱管狭窄症などといった腰の骨や神経の問題ではありません。

安静にしていても腰痛が治まらないようなら、整形外科だけでなく、内科を受診することをおすすめします。

慢性腰痛症

腰痛の患者さんの8割以上が、病院で検査をしても骨や神経に病気が見つからない非特異的腰痛症であることは前述のとおりです。

原因が特定できない腰痛が3カ月以上続いたり、くり返し起こることを「慢性腰痛症」、あるいは単に「腰痛症」と呼びます。いわゆる〝腰痛持ち〟です。

原因が特定できないといっても、腰痛持ちの方のほとんどは「悪い姿勢」に原因があると私は考えています。慢性腰痛症は、筋肉が緊張して血流が悪くなることから始まるのです。

つまり、**慢性腰痛症は「正しい姿勢と生活習慣」で治ります。**

それは「腰痛になるメカニズム」を知ればわかります（左図参照）。

腰痛になるメカニズム

毎日の何気ない姿勢や動作が慢性腰痛症の原因だったり、ぎっくり腰（急性腰痛症）を引き起こすこともあります。時間を決めて歩く、イスから立ち上がる、軽い運動をするのがよいでしょう。

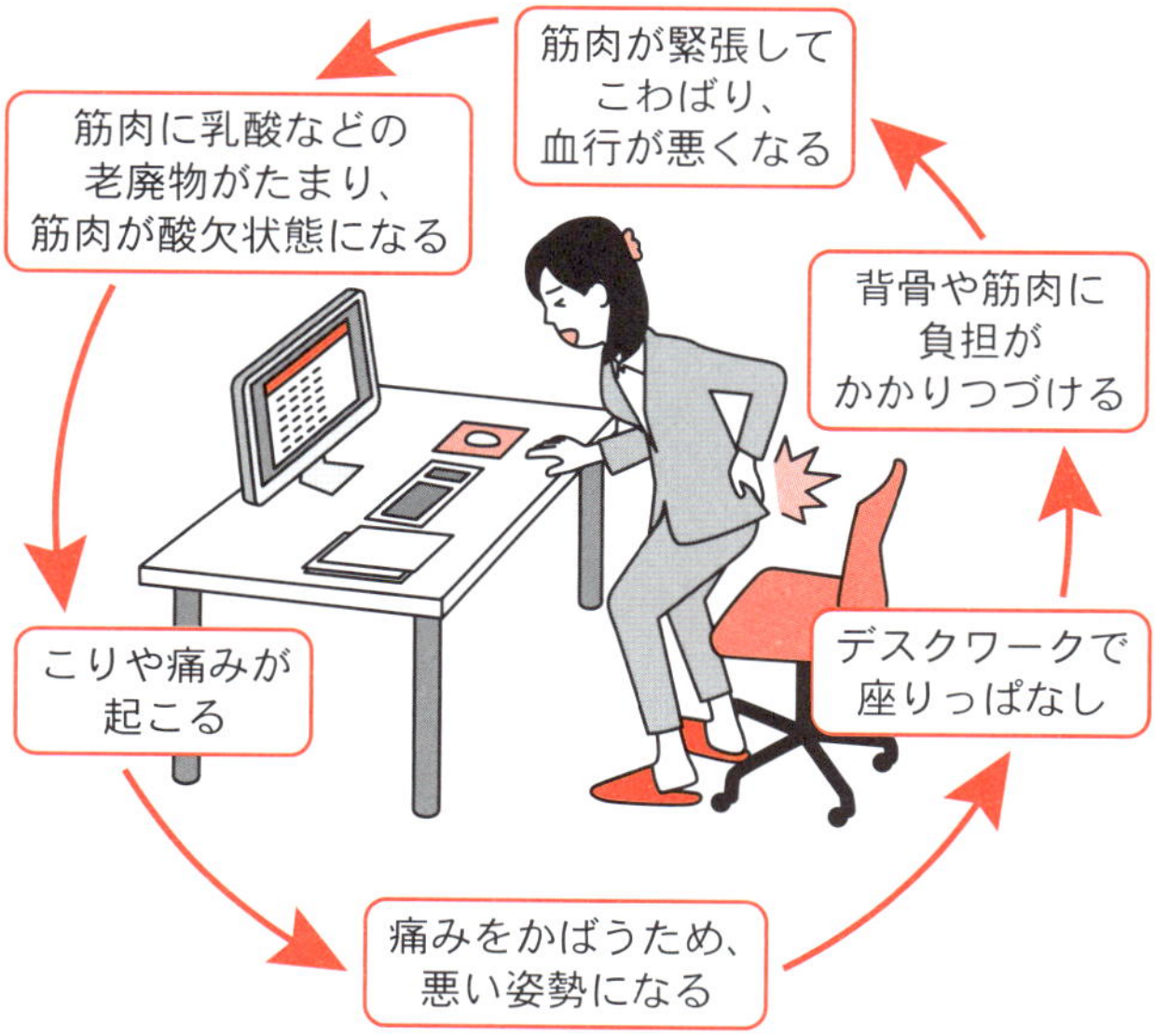

“腰痛の負の貯金”が貯まっていく！

ぎっくり腰（急性腰痛症）

一瞬にして激痛が腰に走る〝ぎっくり腰〟。突然の激しい痛みに襲われた瞬間から動けなくなり、少しでも体を動かそうものなら、再び激痛が走ります。そのため「急性腰痛症」とも呼ばれます。

ぎっくり腰の原因は大きく2つに分かれます。腰の骨や関節を痛めた場合と、筋肉を痛めた場合です。腰椎の椎間関節などに原因があるとほぼ動けませんので、専門医を受診してコルセットを着けるしかありません。いっぽう、ぎっくり腰の多くは、腸《ちょう》腰筋《ようきん》や腰方形筋《ようほうけいきん》、腹斜筋《ふくしゃきん》、広背筋《こうはいきん》に急激な負荷がかかることで起こっていますので、その筋肉に刺激を与えることによって動くことが可能です（162ページ参照）。

そうした筋肉性のぎっくり腰は、**慢性腰痛症と同じく〝腰痛の負の貯金〟がたまったために発症したものといえます。**

そのため、一度ぎっくり腰になると再発をくり返す場合があります。**日頃から正しい姿勢で生活することが再発防止の最善策です。**

第2章

中村式腰痛改善メソッド

自分の体をよく知ろう

私は、患者さんにちょっぴり厳しいことを言うときもあります。

〝常連さん〟になりかけている患者さんには、お小言が多くなってしまいます。

慢性腰痛症の患者さんなら、何度か来院いただいて施術を受け、生活指導を守っていただければ本来は完治するはずです。腰痛とはサヨナラです。

それなのに**〝常連さん〟になるのは、生活習慣に改善が見られないからです。**

少しだけ自分の体と仲よくなろうとする努力をするだけで腰痛から解放されるのに、もったいないですね。

この章では、あなたご自身の体をよく知っていただき、一生、腰痛にならない生活習慣を解説します。

まずは、自分のふだんの姿勢を知ってください。

あなたの姿勢は？

腰痛の原因となる姿勢は「猫背」と「そり腰」です。

悪い姿勢の代表といえば、猫背です。

もともと、猫背は日本人の特徴でもありますが、肩甲骨《けんこうこつ》が使えていないことで前かがみになり、頭の位置が前に出ている人が最近とくに増えています。

デスクワークでパソコンに向かう時間が長かったり、いつもスマホを見ていたりすると、首の付け根の筋肉が硬直し、やがて「スマホ首」ともいわれるストレートネックへ発展します（93ページ図参照）。それも猫背の原因になります。

猫背で背中が丸くなると骨盤《こつばん》が後傾し、重心が後ろになります。それを矯正するために腰椎《ようつい》が前に出るので、腰の負担が増大します。

そり腰はその逆で、胸を張りすぎる姿勢です。胸を張りすぎると、骨盤が前傾して腰がそるため、腰椎が圧迫されます。

骨盤の位置をチェックする

骨盤は、中央の三角形をした仙骨《せんこつ》、仙骨を包むように左右にある寛骨《かんこつ》、そして尾骨《びこつ》で構成されています（31ページ下図参照）。

なお、寛骨は、腸骨《ちょうこつ》・恥骨《ちこつ》・坐骨《ざこつ》が成長とともに一体化したものです。

「骨盤のゆがみ」といわれるのは、骨盤の骨そのものが変形しているわけではありません。私たちは、骨盤を構成している骨のバランスが少しくずれた状態を「ゆがみ」ととらえています。

骨盤を支えるインナーマッスルがかたくなったり、ゆるんだりすることによって、ゆがみが生じ、さらに周囲の筋肉が引っ張られることによって神経や血管を圧迫し、痛みを誘発するのです。

ですから**腰の痛みは、筋肉だけの問題ではなく、骨盤がゆがんでいるだけの問題でもないのです。**

骨盤のゆがみのタイプ

正常な骨盤

【正面から見た図】

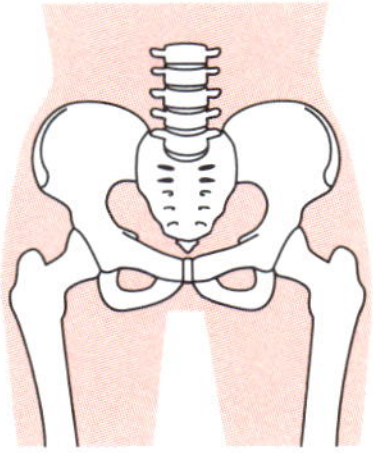

【横から見た図】

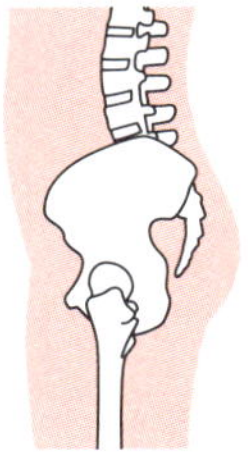

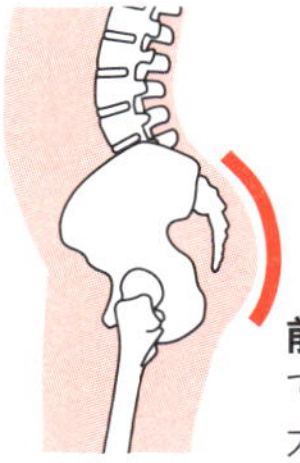

前傾タイプ
でっちり・そり腰・
太ももが張る

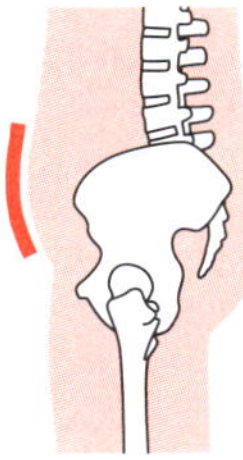

後傾タイプ
ぽっこりおなか・
猫背

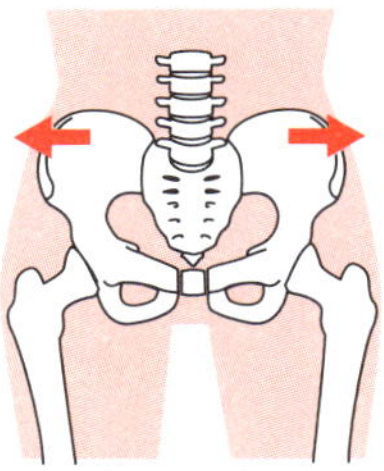

開きタイプ
下半身太り・O脚

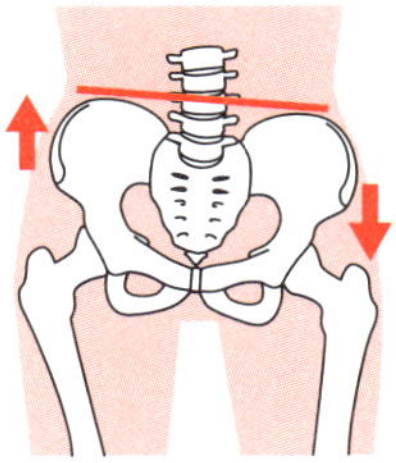

傾きタイプ
脊《せき》柱《ちゅう》側《そく》湾《わん》症《しょう》・
外《がい》反《はん》母《ぼ》趾《し》

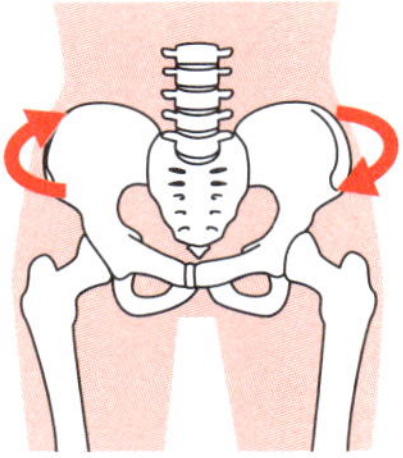

ねじれタイプ
腰痛・肩こり

骨盤のゆがみには、「前傾タイプ」「後傾タイプ」「開きタイプ」「傾きタイプ」「ねじれタイプ」など、いくつかのタイプがあります（57ページ参照）。

また、どれかひとつのタイプに絞られるわけではなく、「前傾し、さらに左右にも傾いている」「後傾し、ねじれている」というように、いくつかのタイプが混合しているゆがみも多く見られます。

ゆがみの原因は、「長時間同じ姿勢で過ごす」「いつも左右どちらか片方でカバンを持っている」「いつもハイヒールを履いている」など、さまざまです。すでに述べたとおり、女性は「出産」も骨盤のゆがみの要因です。

骨盤がゆがむと、股関節《こかんせつ》がスムーズに動かなくなります。つまり、重心の移動がうまくできないと、それを補うために筋肉の使い方に片寄りが出ます。

骨盤がゆがんでいる人は、いつもアンバランスな危険な状態で歩いたり、座ったりしているのです。それが、腰痛、ひざ痛、肩こり、O脚、外反母趾《がいはんぼし》などの原因になります。また、ゆがみ方によっては、ぽっこりおなか、たるんだおしり、下半身太りなど、体型くずれの原因にもなります。

骨盤の前傾・後傾チェック法

柱や壁に背を着けて立つ

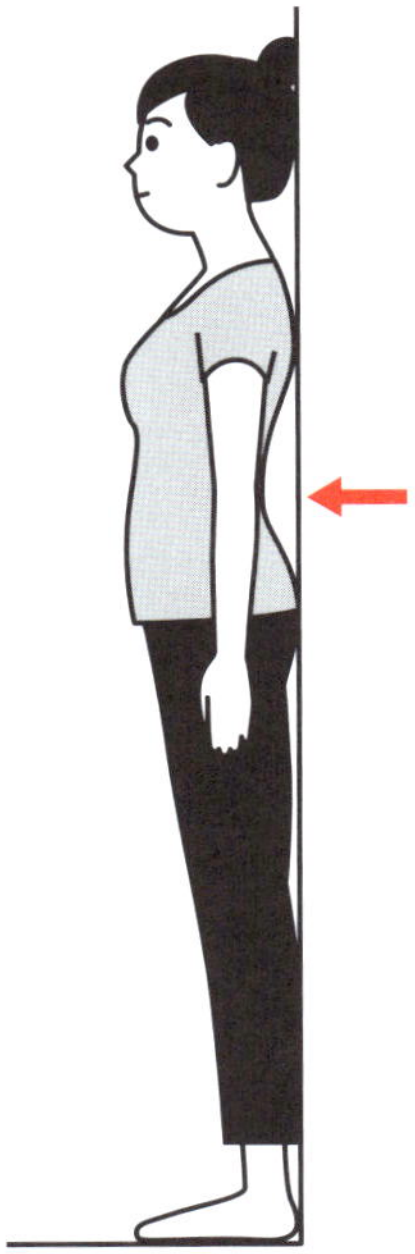

骨盤前傾（そり腰）の人

腰の部分にこぶしが入るくらいのすき間ができてしまう。

背もたれのあるイスに座る

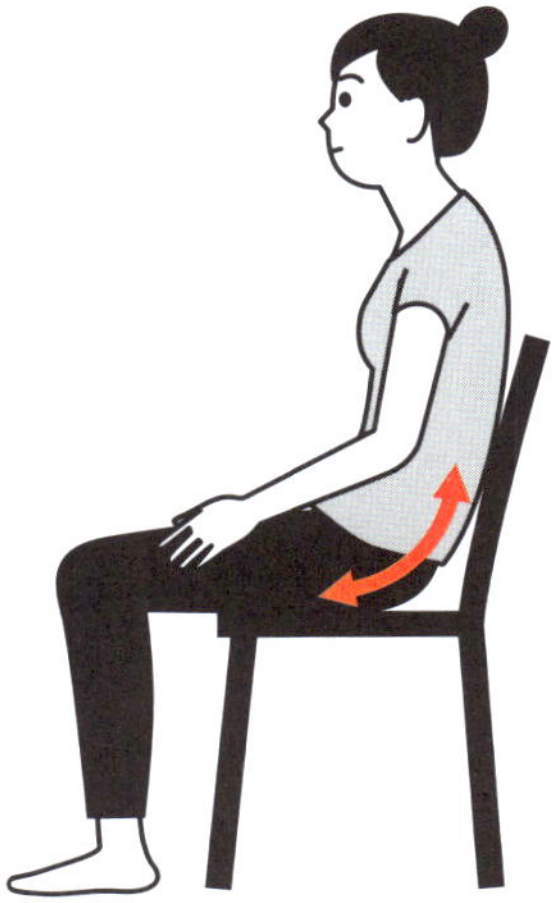

骨盤後傾（猫背）の人

腰が丸くなって、イスの背にもたれかかってしまう。

私は、腰痛を改善させるうえで、骨盤の「前傾」「後傾」のゆがみが最も重要な矯正ポイントだと考えます。つまり、**そり腰や猫背を矯正する＝よい姿勢で過ごす**ことです。

59ページの図は、**あなたの骨盤の前傾・後傾のチェック法**です。

まずは、壁や柱に背を着けて立ってみてください。おしりが先に壁に着き、背中を着けようとすると、腰の部分にこぶしが入るくらいすき間ができてしまう人は、**骨盤前傾（そり腰）**です。

次は、背もたれのあるイスに座ってみてください。そのとき、腰が丸くなって、イスの背もたれにもたれかかってしまう人は、**骨盤後傾（猫背）**です。

骨盤のゆがみを改善する

出産後に腰痛を訴える女性が多いことは、すでに述べたとおりです。

出産に際して「リラキシン」という女性ホルモンが分泌されます。このホルモンには骨盤のじん帯《たい》をゆるめる作用があり、それによって赤ちゃんが産道を通りやすくなります。具体的には、恥骨結合部《ちこつけつごうぶ》や仙腸関節《せんちょうかんせつ》、股関節《こかんせつ》などがゆるみます（67ページ左図参照）。

これが、いわゆる骨盤がゆるんだ状態です。

骨盤のゆるみは出産には好都合ですが、骨盤を支えるじん帯や筋力が弱まることで、腰や背中への負担につながり、腰痛などを招くことになります。

出産後、リラキシンの分泌が止まっても、骨盤のじん帯や筋肉のゆるみはすぐには回復しません。ゆるんだままの状態がしばらく続き、骨盤が安定するのは産後半年ほど経ってからです。

私は、**産後2カ月から6カ月くらいの骨盤の回復期が、ゆがみをリセットするチャンス**だと考えています。骨盤周りのじん帯や筋肉がゆるんでいるときに、ゆがみを整えれば正しい位置に戻せます。だから「産後腰痛は１００％治る」と言えるのです。

また、女性は産後だけでなく、生涯にわたり骨盤のゆがみに気をつける必要があります。その理由は２つあります。

ひとつは、前述のリラキシンというホルモンは、妊娠時だけでなく月経《げっけい》（生理）時にも分泌されます。

もうひとつは、そもそも男性と女性とでは骨盤の形状が異なります。

骨盤は、大きなすり鉢のような形をしています。そのすり鉢の空間に腸や泌尿器、生殖器など収まっています。**男性の骨盤は細くて深い形状、女性は広くて浅い形状です**（31ページ下図参照）。女性は妊娠や出産に対応するためです。

また、**女性の骨盤は出産にそなえて開口部が広い角度になっています。**そのため、男性にくらべて女性のほうが骨盤底筋《こつばんていきん》に傷害を受けやすいのです。

女性のほうが男性よりも尿もれの障害が起こりやすいのもそのためです。

当院の骨盤矯正の施術では、うつ伏せ状態で仙腸関節、中臀筋《ちゅうでんきん》、梨状筋《りじょうきん》、ハムストリングス（大腿二頭筋《だいたいにとうきん》など）の付け根を整え、仰向け状態で腸腰筋《ちょうようきん》などを整えます。

産後骨盤矯正では、ゆるんでいる恥骨結合部を重点的に整えます。そして生活指導と、ゆるんだ筋肉の強化法をお伝えします。

ゆがんだ骨盤を改善する生活指導（とくに産後骨盤矯正で大切なこと）

・やわらかいソファに腰を沈みこませるように座らない（腸腰筋に負担がかかる）
・イスの背もたれに、もたれかからない（仙腸関節に負担がかかる）
・かたいところに寝ない（仙腸関節に負担がかかる）
・ドスドス歩かない（仙腸関節に負担がかかる）
・横座り、ペタンコ座りをしない（股関節がねじれる）
・左右どちらかに体重をかけて立たない（仙腸関節や中臀筋に負担がかかる）
・腹筋トレーニングはしない（腹圧が高まり、子宮脱や尿もれの原因になる）
・授乳のときに前かがみにならない（骨盤のゆがみが戻らない）

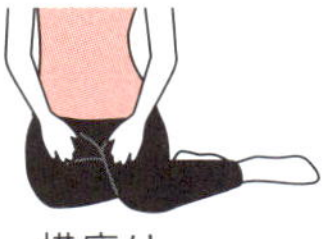
横座り

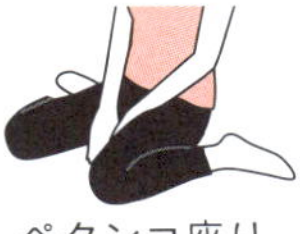
ペタンコ座り

ゆがんだ骨盤を改善するストレッチ①

おしり締めストレッチ

①うつ伏せになり、頭からつま先まで、まっすぐに伸ばす。

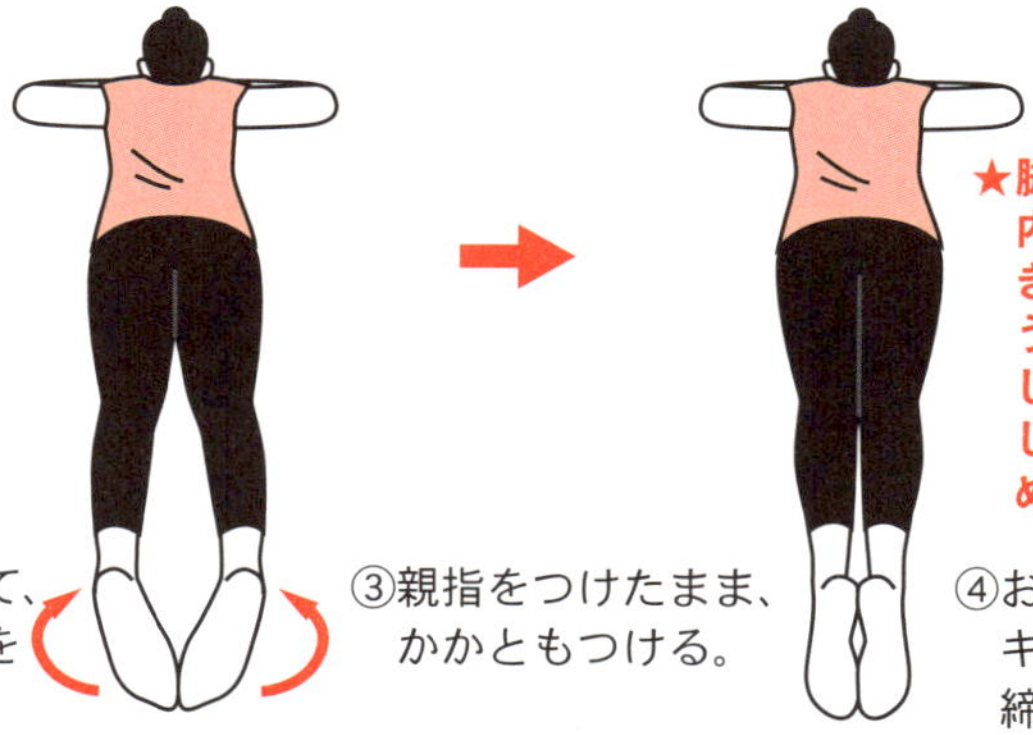

★脚全体を内側に巻きこむように意識して、おしりを締める

②力を抜いて、足の親指をつける。

③親指をつけたまま、かかともつける。

④おしりを、キューッと締めてから脱力する。

ゆるんだ骨盤が締まる

⑤この動きを何度かくり返す。

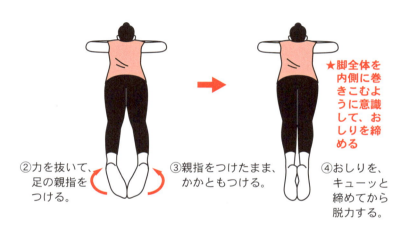

ゆがんだ骨盤を改善するストレッチ②

ひざ倒しストレッチ

①仰向けに寝て、片方のひざを曲げて足の裏を床に着ける。

骨盤周りの筋肉バランスが整う

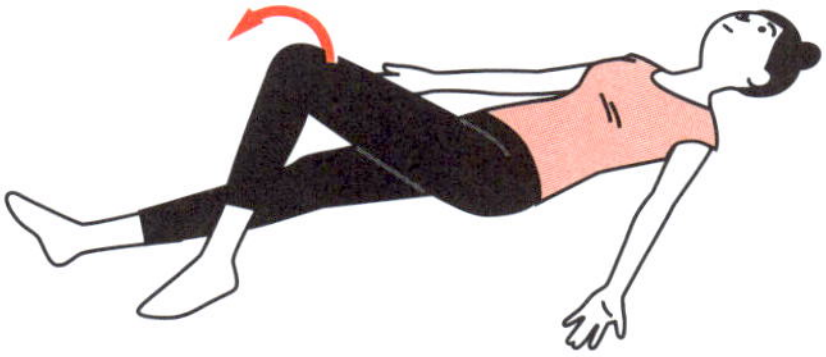

②曲げたひざを内側にパタンと倒し、５秒間キープする。

③倒したひざをゆっくり元の位置に戻す。

④左右交互に何度かおこなう。

ひざ寄せストレッチ

①仰向けに寝て、両腕で両ひざを抱える。

②両足をそろえ、ひざとかかとを、床と平行にして息を大きく吸う。

★骨盤が締まる

③息を吐きながら、腕の力でひざを胸のほうに引き寄せ、10秒間キープする。

★骨盤がゆるむ

骨盤の左右バランスが整う

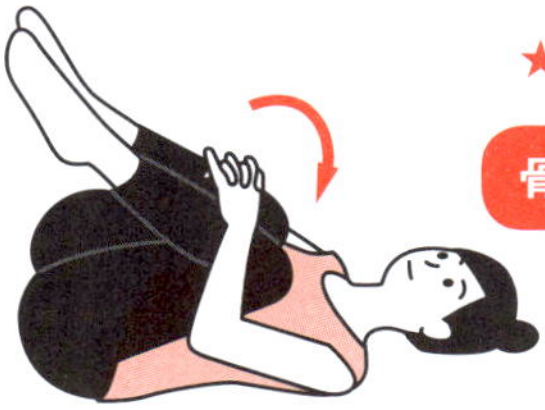

④腕の力を抜いて、ゆっくり元の位置に戻す。

⑤呼吸にあわせて何度かくり返す。

ゆがんだ骨盤を改善するストレッチ③

ターンアウト・ストレッチ

①足を肩幅に開き、
まっすぐに立つ。

②かかとを軸にして足先を左右に
開き、１秒キープする。

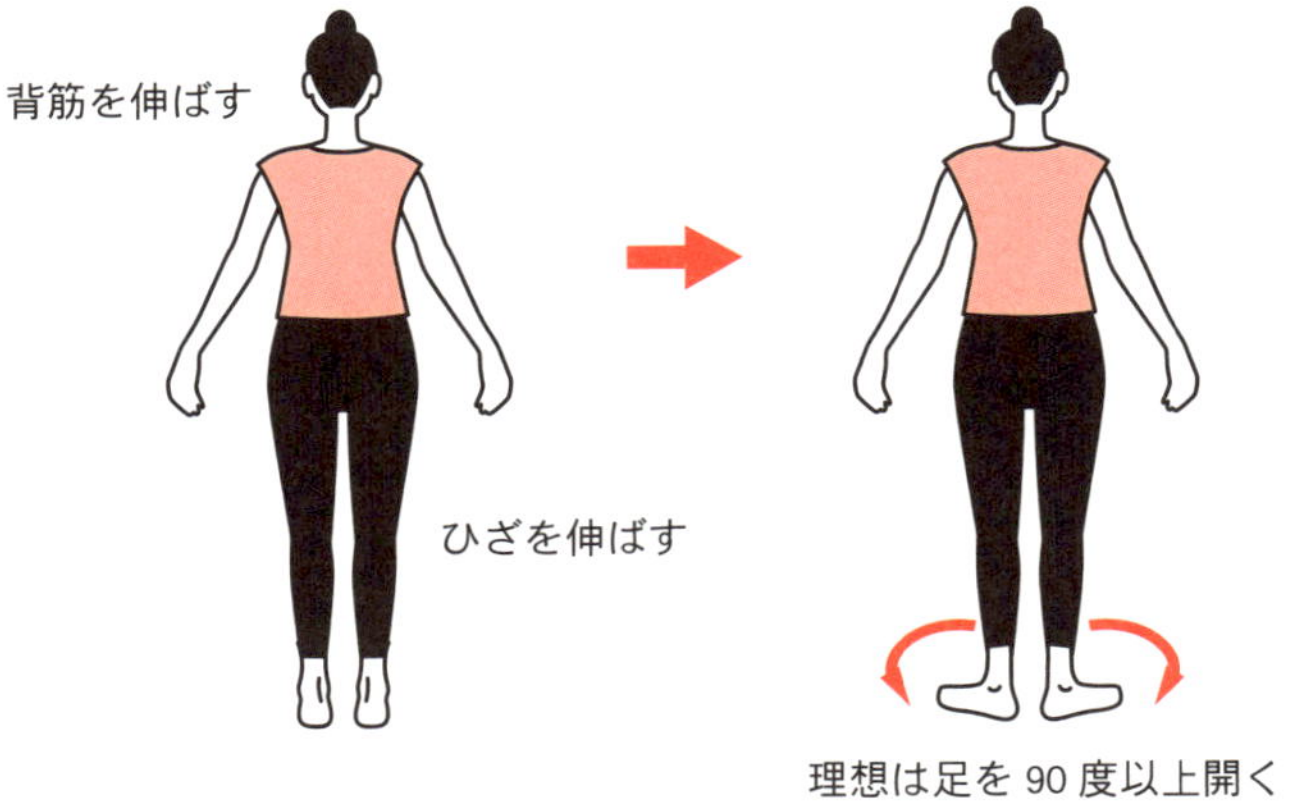
背筋を伸ばす
ひざを伸ばす
理想は足を 90 度以上開く

尿もれ対策に効果バツグン！

★骨盤底筋の筋力がアップする

③足をゆっくり元の位置に戻す。

④これを何度かおこなう。

骨盤底筋とインナーユニット

【骨盤を斜め上から見た図】

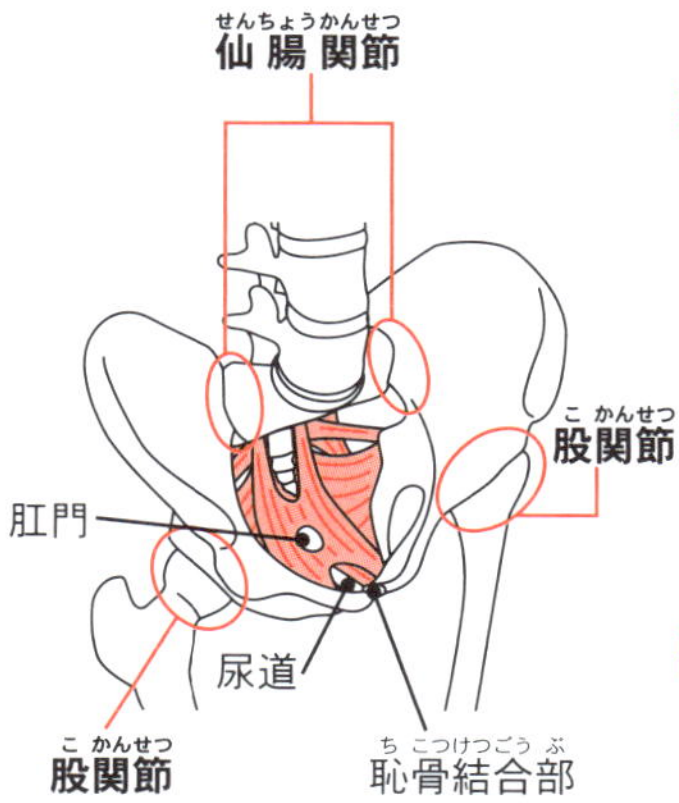

【体幹を横から見た図】

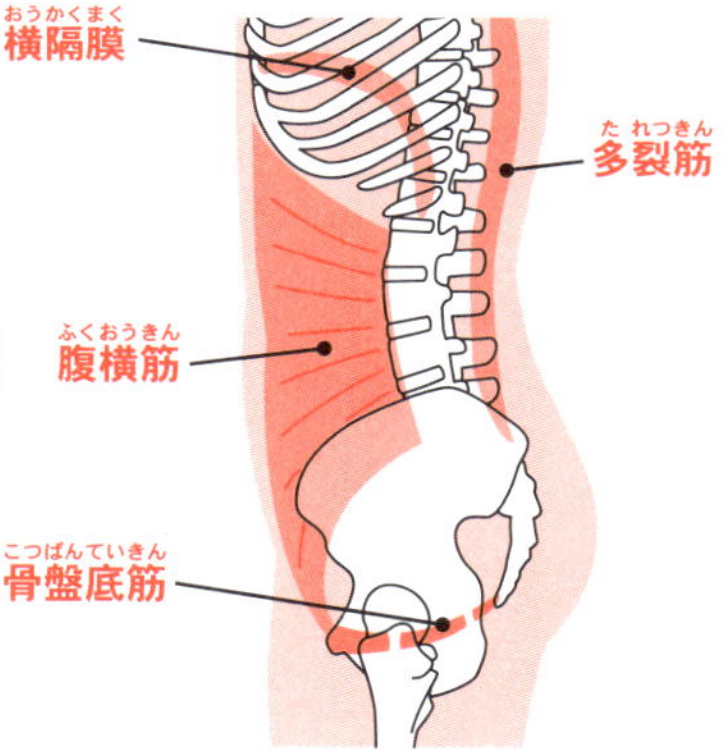

骨盤底筋

骨盤底筋は、直腸や子宮、膀胱《ぼうこう》などを支え、排尿・排便をコントロールしている筋肉やじん帯の総称。尾骨から恥骨にかけてハンモック状についている。

インナーユニット

体幹をコルセット状に包んでいる「横隔膜」「多裂筋」「腹横筋」「骨盤底筋」をインナーユニットという。これら４つの深層筋全体で腹圧を調整し、体幹を安定させている。

★インナーユニット全体を意識してストレッチすることが大切！

あなたの腰痛の原因

腰痛の原因は多種多様

整形外科では、8割以上の腰痛は原因がわからない、いわゆる「腰痛症」と診断されます。

本当に原因はわからないのでしょうか？

私はそうは思いません。

患者さんの生活習慣や体格、痛み方、性格などをひとつひとつひも解いていけば、その腰痛を引き起こしているおもな原因を突き止めることができると思っています。

そのために、スタッフと日々勉強しています。

具体的に、腰痛の原因を考えてみましょう。

骨、関節、じん帯、筋肉、自律神経、内臓、筋力低下、冷え、炎症、ゆがみ、肥満、脳の指令ミス、歯のかみ合わせ、ストレス、食べ物、気圧、天気などなど、挙げればきりがありません。

それでも、患者さんといろいろお話をするうちに、「こんな習慣が原因になっているな」と、ある程度予測ができます。

たとえば、便秘が続いている場合は、腸がかたくなることで骨盤周りの筋肉にも影響し、体の動きが悪くなって腰痛を引き起こしているという方もいます。

同じく便秘症でも、腰痛の主原因は便秘ではなく、いつも体を斜めにしてテレビを観ていることが原因ではないかと思われるケースもあります。

あるいは、実際に腰の動きは治っているのに、脳が痛みを感じやすくなっていて、頻繁に来院される方もいます。そんな方には、痛みをともなわずに腰の曲げられる角度などを施術前と施術後に計測して示します。

「あらっ、こんなに痛みがなく曲がるようになったわ！」

と気づけば、脳も「治っている！」と感じるようになるのです。

治療院では、骨、関節、筋肉への施術によって腰痛をラクにすることはできます。しかし、**以前と同じ生活をしていれば、必ず同じところに痛みが出ます。**ですから、痛みの原因探しは、腰痛治しの最重要課題なのです。

そして、ここが大切なところですが、痛みの原因は1つではありません。

「私は、仕事で一日中パソコンに向かっているから腰痛になるんです」

という方でも、パソコン仕事は腰痛の原因の1つにすぎず、じつは毎日重い手提げカバンで通勤していることで姿勢が片寄り、そのために骨盤に負担がかかっているから腰痛を招いているのかもしれません。

ですから、慢性腰痛症にお悩みの方は、**自分で腰痛の原因を決めつけず、専門家の意見に耳を傾けることも大切**です。

とはいえ、いまのあなたの腰痛がどれくらいの危険度があるか、目安が必要ですね。多くの腰痛は、すぐに病院や治療院にかかるほど緊急性のあるものではないと思います。ただし、なかにはすぐに専門家に診てもらったほうがよい腰痛もありますので、左のチェック表を参考にしてください。

腰痛の危険度チェック表

レベル 1	危険度 小 体を動かすと痛い 腰の骨や筋肉に問題があると見られる。３カ月以上痛みが続く場合は、専門医を受診する。
レベル 2	危険度 中 脚やおしりがしびれる・痛む 腰椎椎間板ヘルニアや腰部脊柱管狭窄症など腰の神経障害が疑われるため、一度、専門医を受診する。
レベル 3	危険度 大 背中が曲がってきた 骨粗しょう症による圧迫骨折が疑われるため、できるだけ早く専門医を受診する。
レベル 4	危険度 大 安静にしていても痛い 重い脊椎の病気、あるいは内臓の病気が疑われるため、すぐに専門医を受診する。

自分の腰痛にくわしくなる

本書の冒頭で、治療者に痛みを上手に伝える7つのポイントを紹介しました。

自分の痛みをこまかく具体的に治療者に伝えられる患者さんのほうが、より適確な治療が受けられることは言うまでもありません。

ここでは、痛みの伝え方をさらに深掘りします。あなたの腰痛の「現在地点」を確認するのです。

現在地点がわかれば、「腰痛解消」というゴールへの道筋が見えてきます。

私は、患者さんの痛みを理解するために「オノマトペ」を大切にしています。

オノマトペとは、擬態語・擬音語のこと。痛みをあらわすオノマトペは、たくさんあります。たとえば、「ジンジン」「ズキズキ」「ジーン」「ムズムズ」など。

どうでしょう。どんな痛みか、感覚でわかりますね。

痛みは、個人的なものであり、他者に伝えることが大変難しいとされています。

日本語は他の言語に比べて、痛みをあらわすオノマトペの種類が豊富である、という研究結果もあります。

オノマトペをうまく活用して治療者とコミュニケーションをとると、治療者もその痛みに共感でき、より適切な治療法を提案できるようになります。それもふまえて、痛みの伝え方と原因について考えてみましょう。

治療者に症状を正しく伝えられることは、自分の腰痛にくわしくなるということです。くわしくなれば自然に腰痛とのつき合い方がわかり、改善への道が開けます。

痛みの伝え方

①いつから痛みが起こったのか（痛みの時期・経過）

何日前から（できれば午前・午後・深夜などの時間帯も）

急に痛くなったのか、だんだんと痛くなったのか

痛みのきっかけ（もともと痛かったのが悪化したのか）

その後の痛みの経過はどうか、など

②どうして痛みが起こったと考えられるか（痛みのきっかけ・心あたり）

同じ姿勢で過ごすことが多い

重たい荷物を持ったあとに痛くなった

家事や子育てのために中腰《ちゅうごし》でいることが多い、など

③痛みを感じるのはどこか（痛みの場所）

局所的に痛いのか、広範囲で痛いのか（背中まで痛い、おしりが痛い、太ももまで痛い、など）

④どの程度痛いのか（痛みの強さ）

いちばん痛いときを「10」として、いまはいくつくらいか

激しい痛みなのか、鈍い痛みなのか

眠れないほどの痛みなのか、など

⑤どんなとき、どれくらい痛むのか（痛みの増減と痛みの質）

ズーンと腰が重い痛み、ズキンと腰に激しい痛みがある

起床時や疲れたときにピリピリと腰が痛い

腰からふくらはぎにかけてジーンとしびれるように痛い

安静にしているとラク、逆に安静にしていてもうずくように痛い、など

ずっと痛みが続いているのか、痛くなったり治まったりをくり返しているのか

（持続性・一過性・周期性）

どんなときに（立ち上がるとき、座るとき、座りつづけると、長く歩いていると、数分立っているだけで、など）
どうすると痛みが悪化するか（前かがみになると、後ろにそると、夜間になると、不安になると、など）
どうすると痛みが緩和するか（安静にしていると、保温すると、マッサージすると、痛み止めの薬を飲むと、など）

⑥腰以外に体の変調はあるか（腰以外の症状）
脚がしびれることがある、腹痛をともなっている、便秘が続いている、熱がある、せきが出るようになった、肩こりがある、ひざの痛みがある、吐き気がある、汗が出る、など

⑦痛みで仕事や家事ができなくなっていないか（日常生活への影響）
仕事や家事ができない、育児に支障がある、痛くて眠れない、痛くて食欲がない、通勤時に電車に立っていられない、介護がつらい、など

⑧過去、現在の治療について
過去に腰痛になったとき、どのように治療し、効果はどうだったか
治療院での施術の効果はどうか
現在治療中の病気はあるか、薬は飲んでいるか、など

自分の「思考スタイル」を知って腰痛を治す

腰痛改善の近道として、自分の「思考スタイル」を知っておくことも大切です。

私は、**「DISC《ディスク》理論」**という行動分析を応用して患者さんに生活指導をしています。よく知られている理論ですから、ご存じの方も多いと思います。

DISC理論とは、アメリカの行動心理学者ウィリアム・M・マーストン博士が1920年代に提唱した理論で、人間の行動特性を4つに分類して行動パターンや性格を分析するものです。4分類とは次のとおり。

【Dスタイル】Dominance＝主導
目標を決めて一直線に進む**「自分コントロールタイプ」**。決断が早く、何ごとに対してもパパッとやっていきたい人。

【Iスタイル】Influence＝感化

人のために頑張りたい、人が集まるところが好きという「社交的タイプ」。仲間と一緒にやることで成果を上げられる人。

【Sスタイル】Steadiness＝安定

人の役に立ちたい、助けになりたいという気持ちが強い「サポータータイプ」。思いやりがあり、話すより聞くほうが得意。

【Cスタイル】Conscientiousness＝慎重

正確で緻密な「ロジカルシンキングタイプ」。エビデンス（根拠）があり、自分が納得できたことに対しては、計画性をもってしっかりと取り組む人。

正しいストレッチやエクササイズを紹介しても、自分の「思考スタイル」で取り組まなければなかなか長続きしません。

次ページの「自己分析シート」をあなたの腰痛改善プログラムにお役立てください。

「自己分析シート」

ペースが速い

I スタイル
社交的タイプ
Influence＝感化
キーワード＝熱意、社交的、楽観的

〔思考スタイル〕
話すことが好きで人指向。仲間と一緒にやることで成果を上げられる。みんなで和気あいあいと楽しんでいろいろなことをやりたい。

〔腰痛改善プログラム〕
仲間と一緒に体操教室に通うなど、みんなと楽しい時間を過ごしながら腰痛を治すのが向いている。教室で他愛ないおしゃべりをしながら体操することで長続きし、成果を上げられる。
「毎週何曜日と何曜日の何時に体操教室に行く」というように最初に予定を決めてしまえば、「○○さんに会えるから」ということで習慣化できる。

人指向

〔思考スタイル〕
現状維持で、なかなか踏みだせない人が多い。反面、一度やりだしたら実直にやり通す性格。

〔腰痛改善プログラム〕
はじめの一歩が大切。習慣化が得意で一度始めてしまえば続けていける。腰痛がよくなってもそのまま体操を続ける人が多い。
ただし、同じストレッチやエクササイズばかりを続ける傾向にあるため、別の筋肉を動かすような体操もとりいれたい。たとえば、社交的なＩスタイルの人と誘いあって体操教室に行くようになれば、よい成果が得られる。

S スタイル
サポータータイプ
Steadiness＝安定
キーワード＝支援、チームプレー、謙虚

ペースがゆっくり

あなたの思考スタイル

ペースが速い

D スタイル
自分コントロールタイプ
Dominance＝主導
キーワード＝成果、自信、行動力

〔思考スタイル〕
決断が早く、目標を決めたら一直線に進む人。聞くより自分が話すほうが得意で活発。人に負けたくないという指向をもっている。

〔腰痛改善プログラム〕
「この日に旅行があるからそれまでに治す」という目標をたて、人と約束をすれば成果を上げやすい。
自分の目標をしっかりと定め、その目標に対してどれくらい改善されているのか把握することが大切。効果の程度をスケジュール帳にメモしていくことでモチベーションを保ち、習慣化が確かなものになる。

論理指向

〔思考スタイル〕
慎重で理解するまでに少し時間がかかるが、エビデンスがしっかりしていると計画性をもって物事に取り組む。自分がやってみて結果が出ることで納得して続けていけるタイプでもある。

〔腰痛改善プログラム〕
前かがみになって掃除をするのがつらかったなど日常生活をメモしておくことで、腰痛解消に積極的に取り組める。
また、運動の種類や回数、どんなことができるようになったのかなどを毎日メモしておくことで、トレーニングを習慣化できるようになる。

C スタイル
ロジカルシンキングタイプ
Conscientiousness＝慎重
キーワード＝分析、緻密、計画的

ペースがゆっくり

腰痛を解消する生活習慣

腰痛が生活習慣病であることはすでに述べたとおりです。

それでは、どのような生活習慣が腰痛を招くのか、見落としがちなライフスタイルと、その改善点を解説しましょう。ここでは「寝る」「住む」「食べる」をテーマに考えてみます。

【寝る】寝具選びと寝方に大注目！

人生の3分の1は睡眠です。睡眠は、一日の疲れをとり、翌日の英気を養う大切な時間。寝具選びや寝方によっては、腰痛を治すどころか、腰痛の原因にもなりかねません。

寝具では、敷き布団と枕に注目してください。

敷き布団（あるいはマットレス）は、やわらかすぎず、かたすぎず、おしりの部分が軽く沈む程度が適しています。

仰向けで寝る場合、敷き布団がやわらかいとおしりが沈みすぎ、骨盤が後傾するので腰全体に負担がかかります。逆に、布団がかたいと仙腸関節《せんちょうかんせつ》に負担をかけます。〝せんべい布団〟をすすめる人もいますが、かたいところに仰向けに寝ると、骨盤が前傾するので負担がかかります。

横から見て背骨が一直線で寝られる敷き布団が、いちばん腰に負担がかかりません。

そのためには、枕の高さも大切です。**仰向けに寝るなら低い枕で、顔の真上の天上が見えるくらいが適しています。**枕が高すぎると足元のほうの天上が見えますし、低すぎると頭の上のほうの天上が見えるでしょう。

横向きで寝るときは、ある程度高さのある枕がよいでしょう。肩先から頭の中心までの高さがある枕でなければ、背骨はまっすぐになりません。

寝方について。おおむね、**腰痛持ちの方は横向きに寝るほうがよい**と思います。

腰痛持ちの方の寝方

○ よい仰向け寝

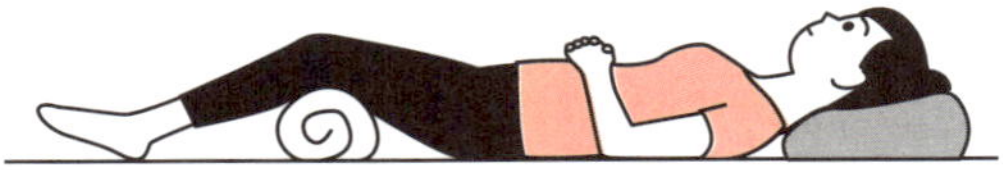
真上の天井が見える
ひざの下にタオルを入れ、
ひざを立てる
枕は高すぎず
低すぎず

○ よい横向き寝

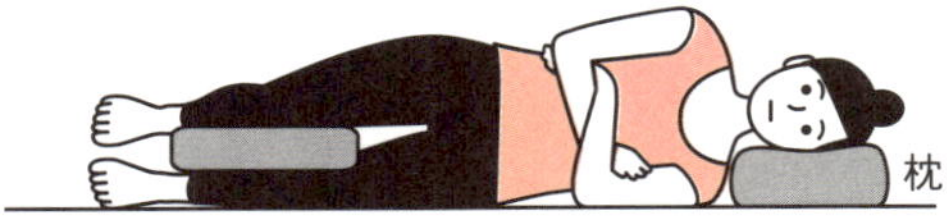
頭・首・背中がまっすぐになる
枕は高いものを
ひざや太ももの間に
座布団をはさむ
腕を組むとよい

× 悪い横向き寝

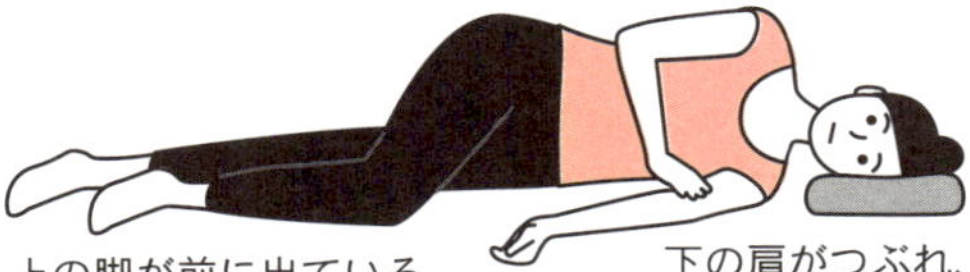
上の肩が後ろに倒れて、体がねじれている
枕が低い
上の脚が前に出ている
下の肩がつぶれ、
頭が下がっている

腰椎《ようつい》、腸腰筋《ちょうようきん》、仙腸関節などに問題がある場合は、横向きで寝たほうがラクだからです。ただし、背中やわき腹、おしりが痛い方は、広背筋《こうはいきん》、脊柱起立筋《せきちゅうきりつきん》、腰方形筋《ようほうけいきん》、中臀筋《ちゅうでんきん》などに問題があり、仰向きで寝たほうがラクです。

腰痛があり、仰向けで寝ることが習慣の方は、ひざの下にタオルなどを入れ、少しひざを立てるようなかたちにすると腰がラクになります。

横向きで左右の脚をひねるようにして寝るのはNGです。これは、足を組んで座っている状態と同じですから中臀筋に負担がかかります。

横向きでひざを曲げて寝る場合は、ひざや太ももの間に座布団をはさんで寝るとよいでしょう。

【住む】腰に負担のかかる体勢を避ける

日常生活で腰に負担のかかる体勢といえば「中腰《ちゅうごし》」と「腰のそらせすぎ」です。

洗面台やキッチンのシンクの前に立つときは、高さ20センチほどの箱を置いて、その上に片足をのせるとラクになります。

クルマの運転も前かがみにならないようにしましょう。ペダルとシートが離れていると、前かがみになります。背はシートに密着させて、深く腰かけます。

テレビを居間の角《かど》に置いている場合、首や上体を斜めにしてテレビを観ている人も多いはず。それも座る位置が決まっていて、いつも同じ方向に体をひねっているのではないでしょうか。長時間、首や上体をひねったままの状態は、腰に負担がかかります。イスをテレビの正面に向けて座りましょう。

よくない姿勢をとりつづけることがNGであることは言うまでもありません。また、重いものを持つときには工夫しましょう。

◎床にある重たい荷物を持ち上げるときは、片ひざをじゅうぶんに曲げて、体を荷物に近づけて持つ。

◎よく使う鍋や食器は、背伸びをして取るような場所に置かない。

◎物干し竿は低い位置に設置し、洗濯物を分けて運ぶ。

◎スーパーでの買い物の荷物は小分けにして持つ。

◎掃除機をかけるときは脚を前後に開き、両ひざを軽く曲げる。
◎靴下は片足立ちで履かない。イスに腰かけて履く。

【食生活】食べ物で腰をいたわる

腰に効く食べ物とは？　答えはありません。

バランスのよい食生活をするのがいちばんよいと思います。

ただし、「腰をいたわる」という視点で考えてみると、体を冷やさない食べ物、胃腸にやさしい食べ物、血流をよくする食べ物、そして太らない食生活が大切であることは明白です。

また、「骨粗《こつそ》しょう症《しょう》を予防する」ということで言えば、カルシウムや良質なたんぱく質を多く含む食べ物、カルシウムの吸収を促進するビタミンDやビタミンKを多く含む食べ物を心がけるとよいでしょう。

水分補給も大切です。体が水分不足になると、血液がドロドロになり血流が悪くなります。筋肉には無数の血管が通っていますから、水分不足によって筋肉組織がかたくなると腰痛を引き起こすことになります。また、水分不足は内臓の動きを悪化させます。**1日1〜2リットルの水を、こまめに飲むとよいでしょう。**

◎体を冷やさない食べ物＝ショウガ、ニンジン、タマネギ、ゴボウ、納豆など。

◎胃腸にやさしい食べ物＝豆腐、卵、ヨーグルト、ジャガイモ、バナナなど。

◎血流をよくする食べ物＝ショウガ、タマネギ、サケ、酢など。

◎カルシウムを多く含む食べ物＝コマツナ、シシャモ、干しエビ、厚揚げ、牛乳など。

◎良質なたんぱく質を多く含む食べ物＝赤身肉、カツオ、卵、納豆、ツナ缶など。

◎ビタミンDを多く含む食べ物＝サケ、サンマ、イワシ、カレイ、シラス干し、干しシイタケ、キクラゲなど。

◎ビタミンKを多く含む食べ物＝緑茶、ホウレンソウ、パセリ、ワカメ、納豆など。

第3章

正しい姿勢を身につける

正しい姿勢で立つ

正しい姿勢で立つことを心がけ、ひざ全体にバランスよく負荷がかかるようにすると、腰の痛みを軽くすることができます。

正しい立ち方は、耳の穴、肩、骨盤《こつばん》の出っ張り、ひざ、くるぶしが一直線になります（左図参照）。そのためには、まっすぐ前を向き、肩の力を抜いて背筋《せすじ》を伸ばし、おしりとおなかを引き締め、骨盤が平行になるようにします。

両わきの肋骨《ろっこつ》と骨盤を結んでいる位置に、仮にゴムのようなものをつけたとしましょう。**ゴムが左右均等に正しくピンと張れた状態で立っているのが正しい姿勢です**（左図参照）。ゴムがゆがんでしまうのは腰や骨盤の筋肉不足の状態です。そのため、むりに姿勢を正そうとして胸を張ると腰に負担がかかり、腰痛の原因になります。

正しい立ち方

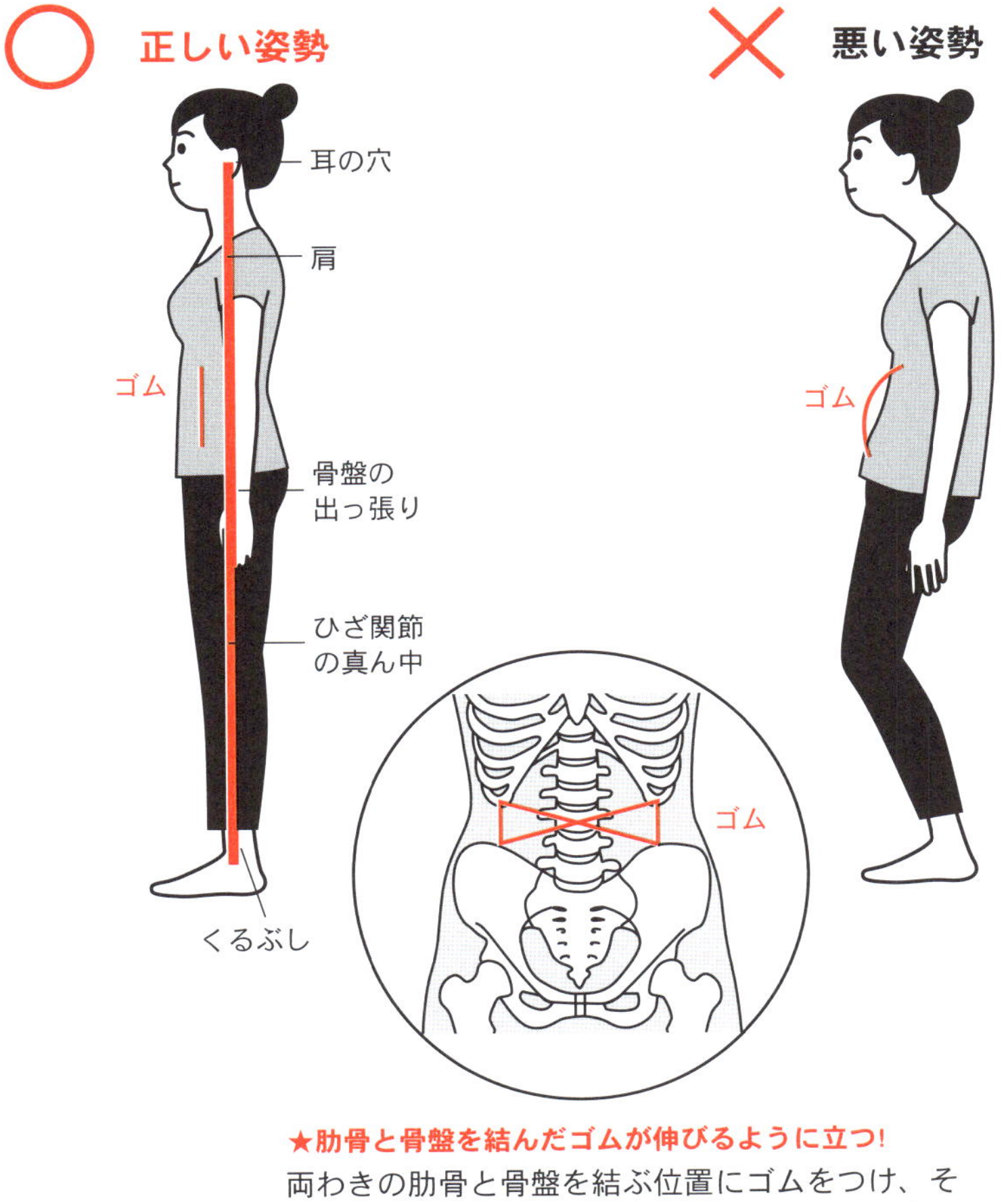

★肋骨と骨盤を結んだゴムが伸びるように立つ!

両わきの肋骨と骨盤を結ぶ位置にゴムをつけ、そのゴムが左右均等にピンと張れたイメージで立つ。

腰やひざに負担のかからない正しい姿勢を保つためには、中臀筋《ちゅうでんきん》や、それを助ける大腿筋膜張筋《だいたいきんまくちょうきん》の柔軟性が重要です（106・132ページ参照）。

重心をどこにかけたらよいか

重心バランスを整えることによって、腰やひざにかかる負担を減らしていき、なるべく、ひざが曲がらないよう姿勢を正していくことが重要です。**正しい姿勢では、股関節《こかんせつ》の中心と足首の中心を結ぶ荷重線が、ひざの中心を通ります**（左図参照）。しかし、O脚の人はひざの内側に、X脚の人はひざの外側に荷重がかかっています。

そこで、O脚の人は、足先を少し開いて、左右の親指に重心をかけるように、X脚の人は、足の外側を平行にして小指側に重心をかけるようにします。そうすれば、ひざ全体で荷重を支えられるようになります。

頭の位置

頭の位置というのは、腰やひざの痛みと密接な関係があります。
頭の重さは体重の約10分の1、男性であれば6キロ、女性でも5キロあります。
想像しやすいのは、ボーリングのボール。

正常な荷重線

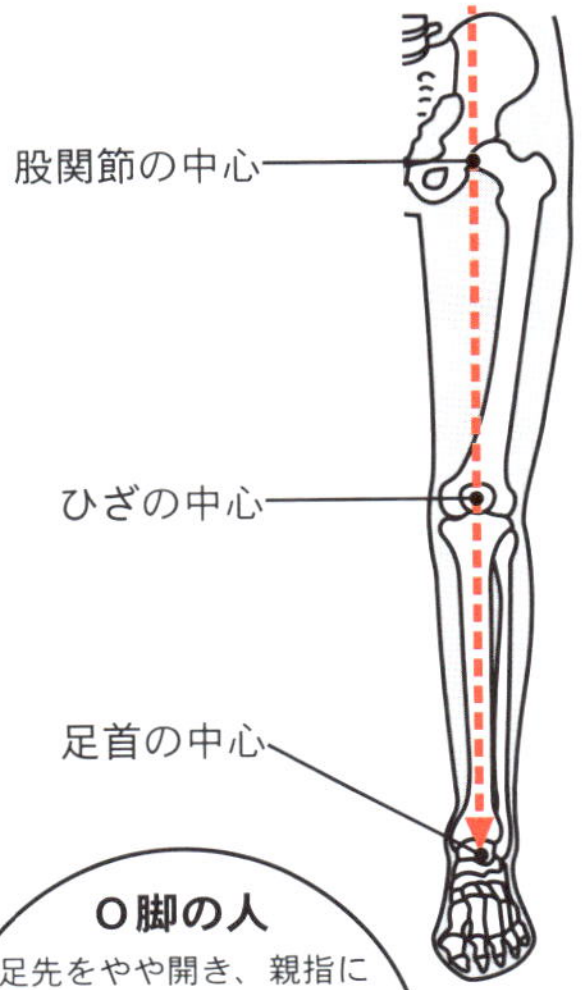
股関節の中心
ひざの中心
足首の中心

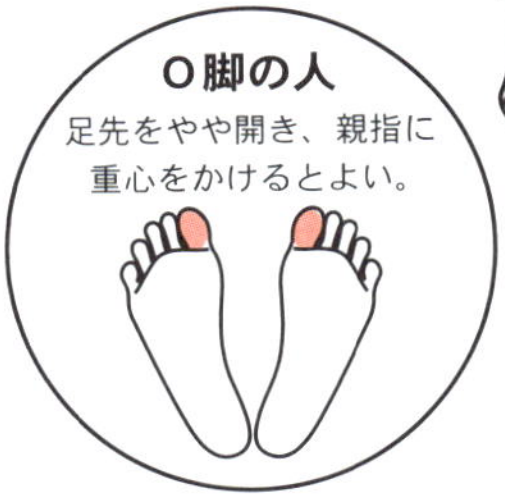
O脚の人
足先をやや開き、親指に
重心をかけるとよい。

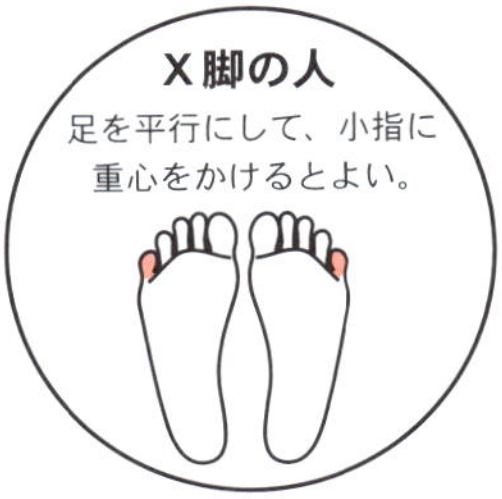
X脚の人
足を平行にして、小指に
重心をかけるとよい。

では、このボーリングのボールを手に持ち、投げようとして腕を前に傾けるとどうでしょうか。自然とひざを曲げた状態になって足を踏ん張ろうとしますね。当然のことながら、腰やひざに非常に負担がかかります。

それと同じで、**頭が重心線よりも前に出ていると、それだけ前重心になってしまいます。**そうすると、背中が後ろに出っ張り、骨盤は前傾または後傾し（これは人によりますが）、ひざを軽く曲げて重心バランスをとろうとするので、腰やひざに負担がかかります。首の骨を整えて頭を正しい位置にしておくことが、腰やひざへの負担を減らす1つの方法です。

前述のとおり「猫背」は日本人の特徴でもあるのですが、**肩甲骨《けんこうこつ》が使えていないことで前かがみになり、頭の位置が前に出ている**人が最近とくに多くなっています。

また、前かがみの姿勢でスマホやパソコン作業を長時間続けていると、首の付け根の筋肉が硬直し、やがて**「スマホ首」**ともいわれるストレートネックへ発展します。頸椎《けいつい》（首の骨）の前弯カーブがなくなると椎間板に過度な圧力がかかり、頸椎ヘルニアなどの原因にもなります。

スマホ首に注意

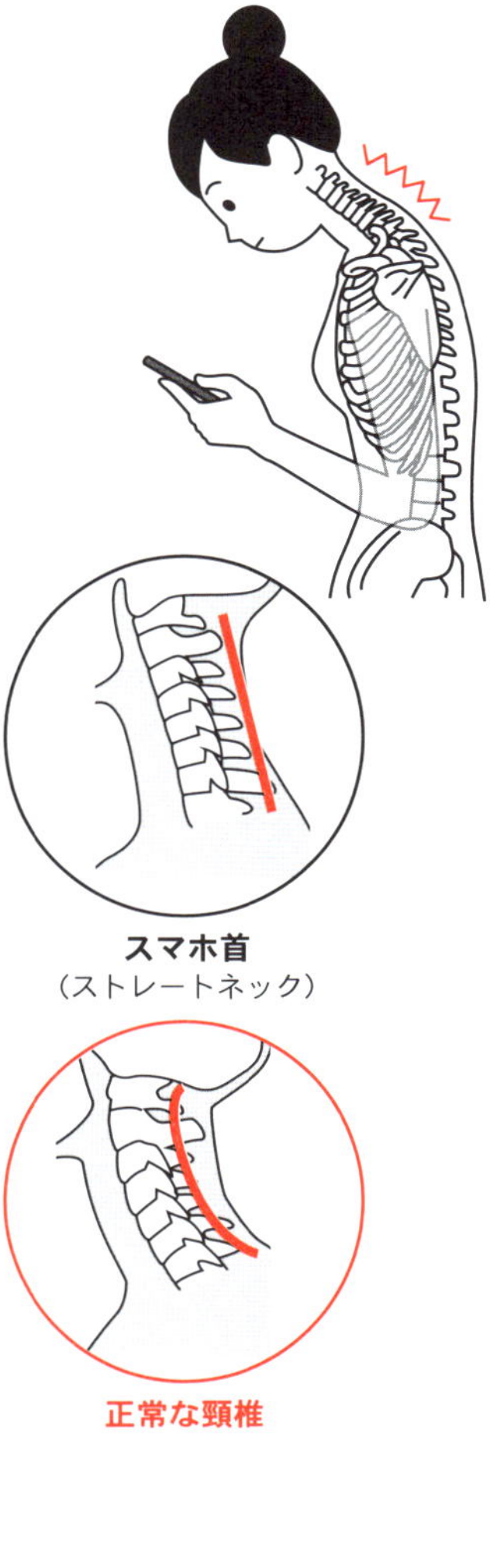

足の裏の働き

地面からの床《ゆか》反力を軽減させる役割をしているのが、足の裏です。

足の裏の働きで大事になってくることが3つあります。

まずは、**足の指がしっかり使えていること。**

足の指でグー・パーができるでしょうか？　意図的に閉じたり開いたり、足の指が自由に使えることで、非常に柔軟性をもって着地することができます。

次は、足の甲ですね。

甲の部分にある関節が足のアーチをつくっています。

足のアーチは、アーチ橋にたとえられます。長崎市の眼鏡橋を思い浮かべてください。たくさんの石がしっかりと組み合わさってアーチを描くことによって外側からの力が加わり、なんの補強もいらずに眼鏡橋は支えられていますね。

それと同じように私たちの足の裏も、**アーチがあることによってクッション性が保たれ、凸凹な接地面にも順応し、まっすぐ立って歩くことができます。**

そして3つめは、足首です。

かかとの骨（距骨《きょこつ》と腫骨《しゅこつ》）と、すねの骨

足のアーチ

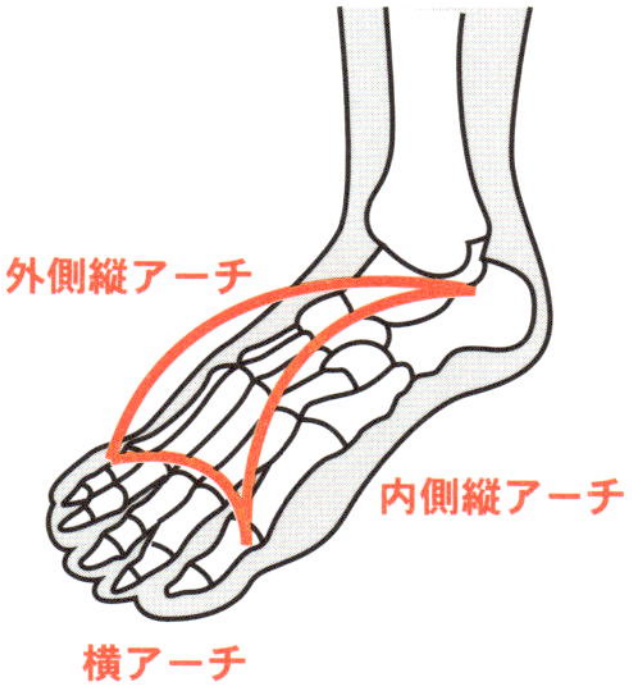

（頸骨《けいこつ》と腓骨《ひこつ》）を連結している関節が整っていることが重要になります。

距骨が外側に出てしまうと、いわゆる偏平足《へんぺいそく》や外反母趾《がいはんぼし》になりやすいといえます。

そして、距骨が内側に入っていると、いわゆる足の甲が盛り上がってしまっている状態ですね。「ハイアーチ」というのですが、ハイヒールをよく履く人、足を酷使する人に見られます。

かかとの内転・外転

【右足首を後ろから見た図】

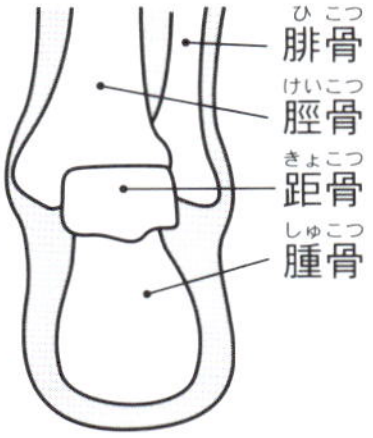

正常なかかと

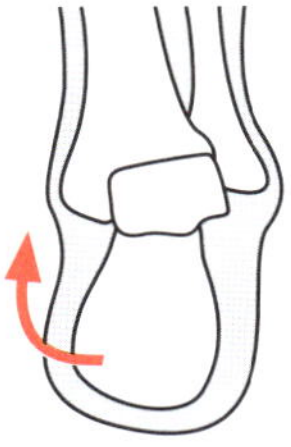

踵骨が内転している

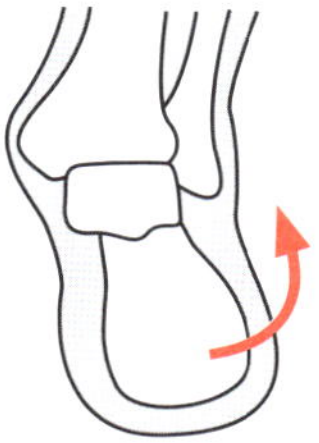

踵骨が外転している

長時間立つには〝コンパニオン立ち〟がおすすめ

ここまで紹介してきた正しい姿勢の立ち方を、あなたは何分くらい続けることができるでしょうか？　腰痛の方なら10分も続けられればいいほうです。健康な方でも20分程度で足腰がつらくなると思います。

駅のホームで電車待ちをしている人の多くは、足を肩幅くらいに開き、骨盤を平行にして立っています。そうすると体が安定して疲れないように感じますが、長時間立ちつづけるにはNGです。正しい姿勢であっても長時間同じ姿勢でいると、骨盤の仙腸関節や股関節に負担がかかり、腰が痛くなってくるからです。

おすすめは、コンパニオンのように、足をV字に開いて片足を後ろに引き、前足のかかとに後ろ足の土踏まずをつける立ち方です。時々、前後の足を入れ替えることで、長時間立っていられます。

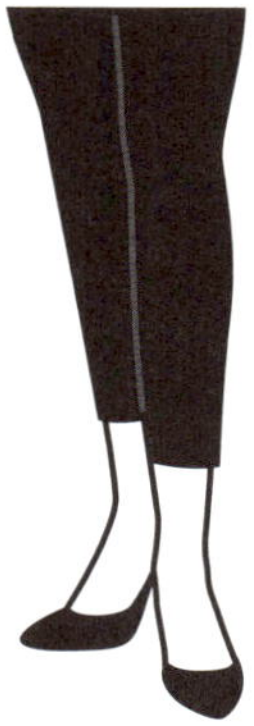

コンパニオン立ち

正しい姿勢で座る

腰への負担が最も少ない座り方は「正座」です。

おなかと背中の筋肉が適度に緊張して背骨が安定するため、背筋《せすじ》が伸びやすいからです。**ただし、ひざに痛みがある人にとっては非常につらい姿勢です。**座布団などをおしりと脚の間にはさむと、ひざへの負担が軽減されます。それでも、ひざに強い痛みがあるときは、むりに正座をせず、イスを使いましょう。

背筋が伸びた**正しい姿勢でイスに座るコツ**は3つあります（99ページ参照）。

①イスに深く腰かけること
②太ももが座面に着いていること
③足の裏が床に着いていること

このように座り、イスを机のほうに引き寄せると、坐骨《ざこつ》が立って正しい姿勢になります。なお、腰痛やひざ痛がある人は、深く腰かけた状態からいきなり立ち上がろうとすると大きな負担がかかります。腰を前に移動して、ひざが太ももより低い位置になるようにして、腰を真上に持ち上げましょう。

事務イスは、座面の後ろが下がり、背もたれにクッション性があって、通常に座ると太ももの裏が座面にしっかりと着き、背中も背もたれに着くようになっています。最初は正しい姿勢で座っていても、腕を前に伸ばして仕事をしていると、どんどん前にかがんで悪い姿勢になっていきます。すると、おしりがだんだん前にずれて足が前にいき、首だけが前に出て猫背になっている人が多いようです。

事務イスで背骨を立たせるためには、タオルを4つ折にしてクルクルと半分ほど巻いたものをおしりの後ろに敷き、座ったときにタオルの巻いた部分が坐骨にさわるようします（100ページ下図参照）。こうすると、太ももも、おしりも、ちゃんと座面に着いているので前にずれず、脚も組めません。

正しい座り方

正座

背骨を立て、首を伸ばす

おなかに力を
入れる

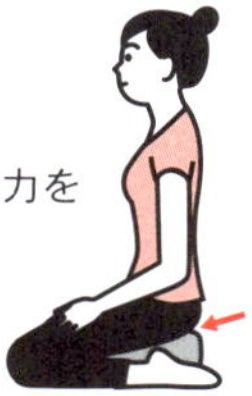

ひざが痛いときは、おしりと脚の間に座布団などをはさむと、ひざへの負担が軽減される。

イスの正しい座り方

★腰痛予防には、腹筋を
ゆるませないこと！

ひざと太ももの高さを
そろえる

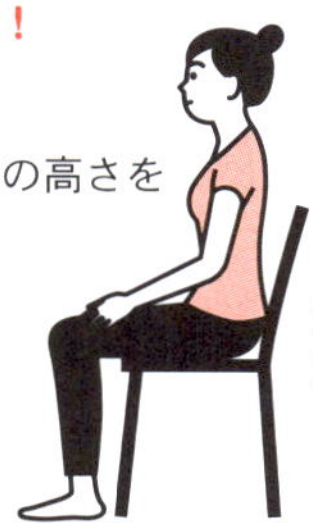

深く
腰かける

足の裏をしっかりと床に
着ける

ソファでくつろぐとき、
クルマを運転するときも
同じ。

イスから立ち上がるとき

★前かがみにならないように
注意！

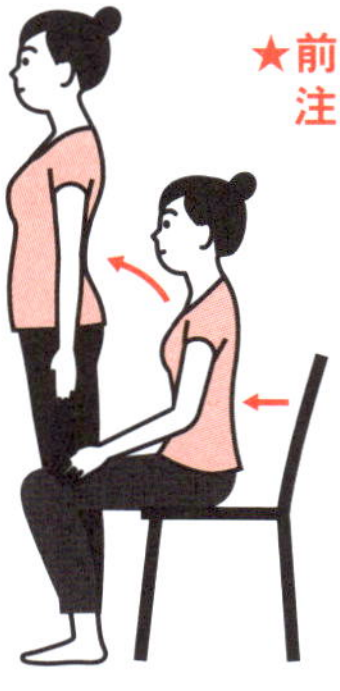

①座面に両手を着いて
　腰を前に移動させる。

②真上に立ち上がる。

こんな座り方は腰によくない

背中が丸まっている

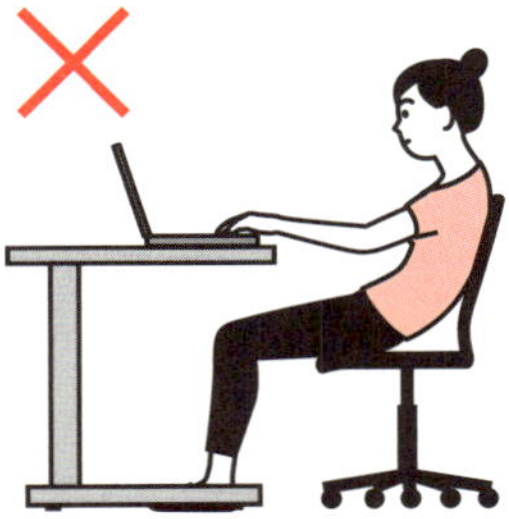
おしりが前に出ている

事務イスに正しい姿勢で座るコツ

タオルを４つ折にしてクルクルと半分ほど巻いたものをおしりの後ろに敷き、座ったときにタオルの巻いた部分が坐骨にさわるようにする。こうすると、太ももとおしりがちゃんと座面に着くので前にずれない。

背筋が伸びている
坐骨が立っている
巻いたタオル

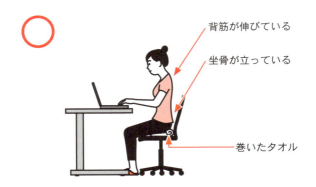

正しい姿勢を保つ簡単ストレッチ

正しい姿勢を維持するためには、おなかと首のストレッチが効果的です。

ここで紹介するストレッチは、誰でも簡単に、いつでもどこでもできます。回数や時間にはそれほどとらわれず、仕事や家事の合間など、「ながら」ストレッチとして日常生活にとりいれてください。

ストレッチをするときに大切なのは、**正しい姿勢でおこなう**ことです。「ストレッチをやるぞっ」と意気ごむと、ついつい力《りき》んでしまって、そり腰になりがちです。次に紹介する「壁立ちエクササイズ」で常に正しい姿勢を確かめて、その姿勢をキープしておこないましょう。

また、**ストレッチ中は呼吸を止めない**ようにしましょう。

壁立ちエクササイズ

骨盤前傾（そり腰）の人　　**骨盤後傾（猫背）の人**

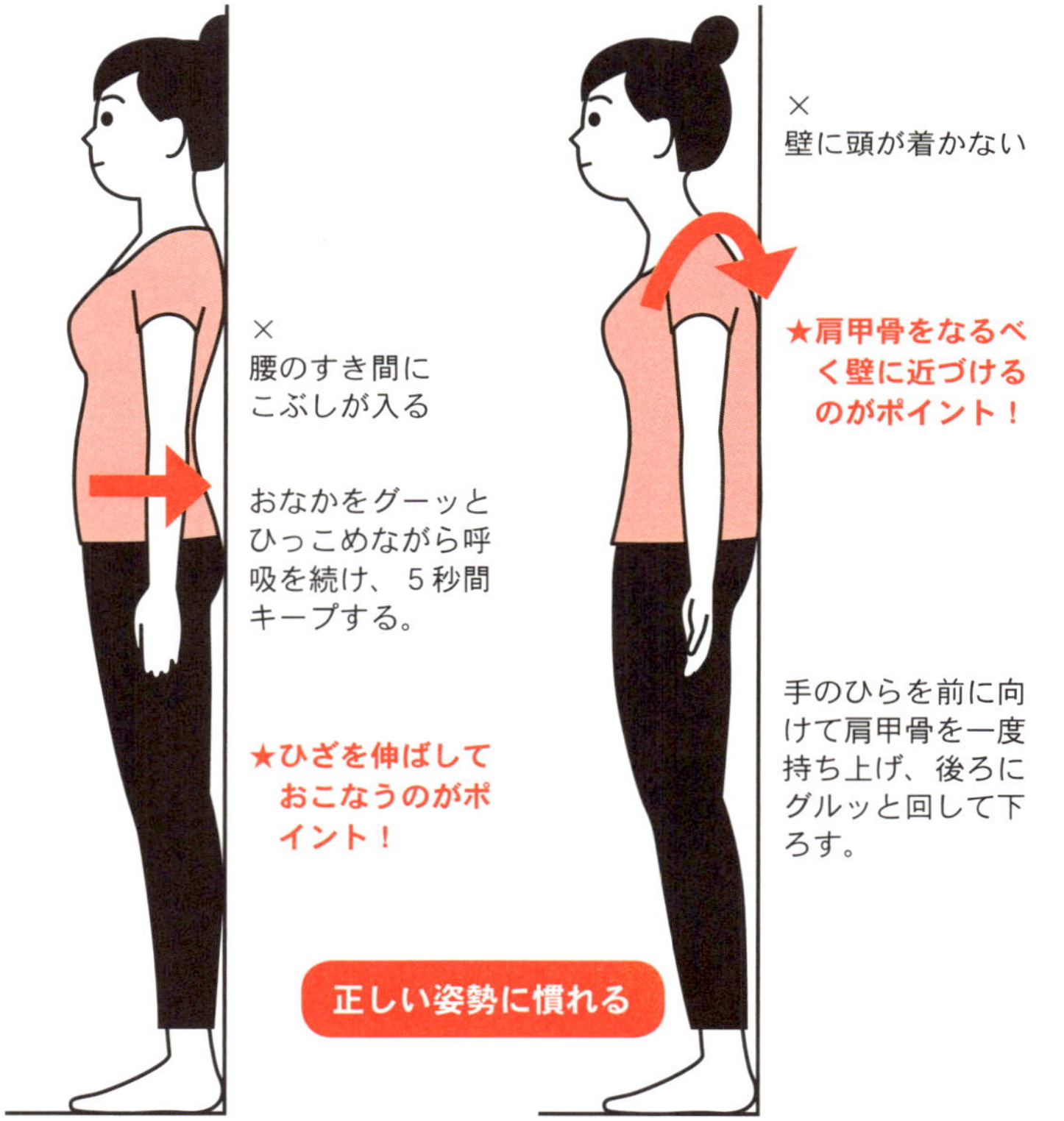
×
腰のすき間にこぶしが入る
おなかをグーッとひっこめながら呼吸を続け、５秒間キープする。
★ひざを伸ばしておこなうのがポイント！
×
壁に頭が着かない
★肩甲骨をなるべく壁に近づけるのがポイント！
手のひらを前に向けて肩甲骨を一度持ち上げ、後ろにグルッと回して下ろす。
正しい姿勢に慣れる

①かかととおしりを壁に着けて立ち、あごを引く。
②腰と壁のすき間が手のひら１枚分になるようにする。

片足立ちエクササイズ

★軸足（片足立ちが得意な足）を知りましょう！

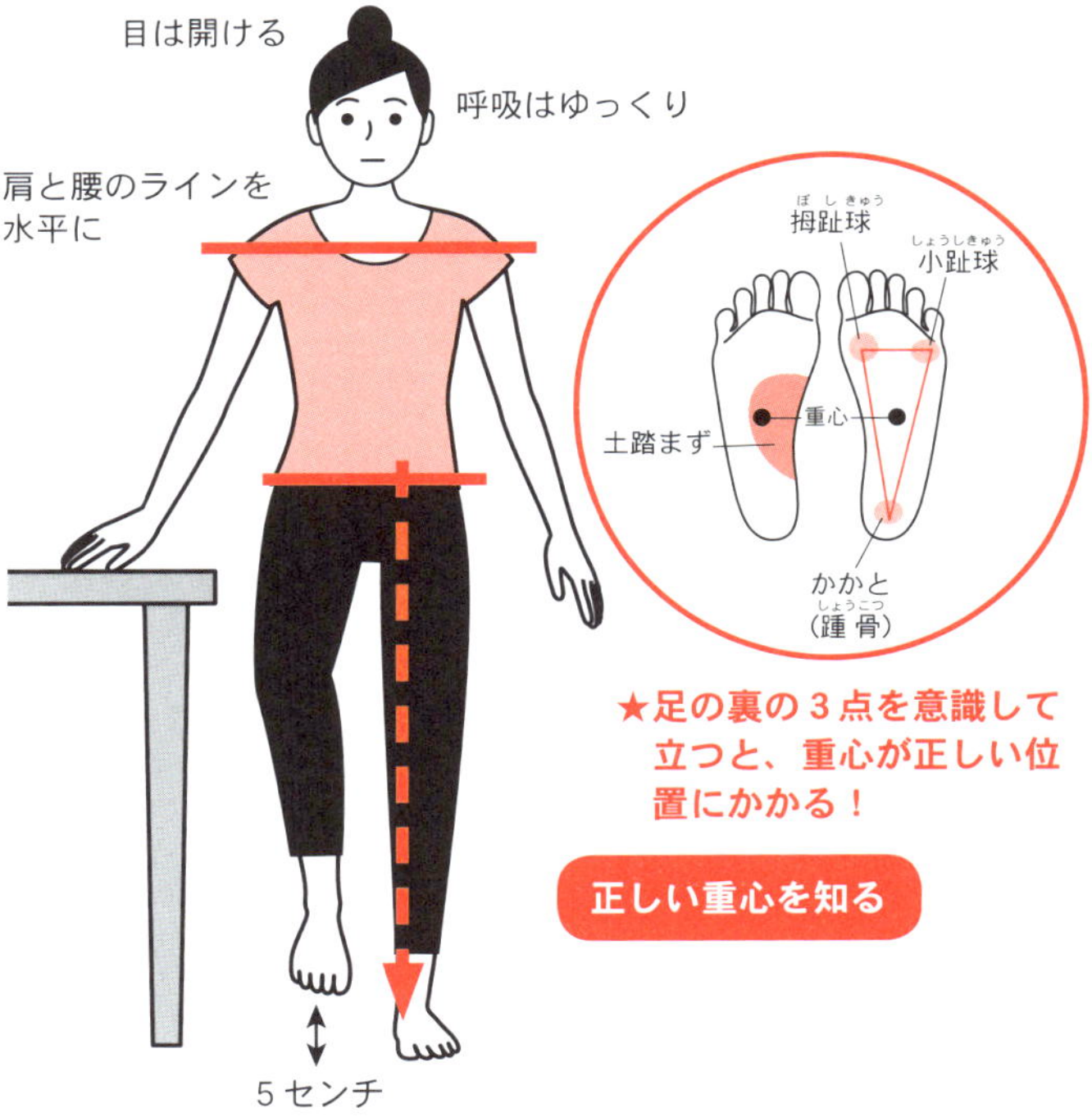

★足の裏の3点を意識して立つと、重心が正しい位置にかかる！

正しい重心を知る

①片足を5センチほど持ち上げて1分間キープ。
②反対側の足も同様におこなう。

ドローイン（腹式呼吸）

①口からゆっくり息を吐きながら、グーッとおなかをへこませていき、あごを引く。

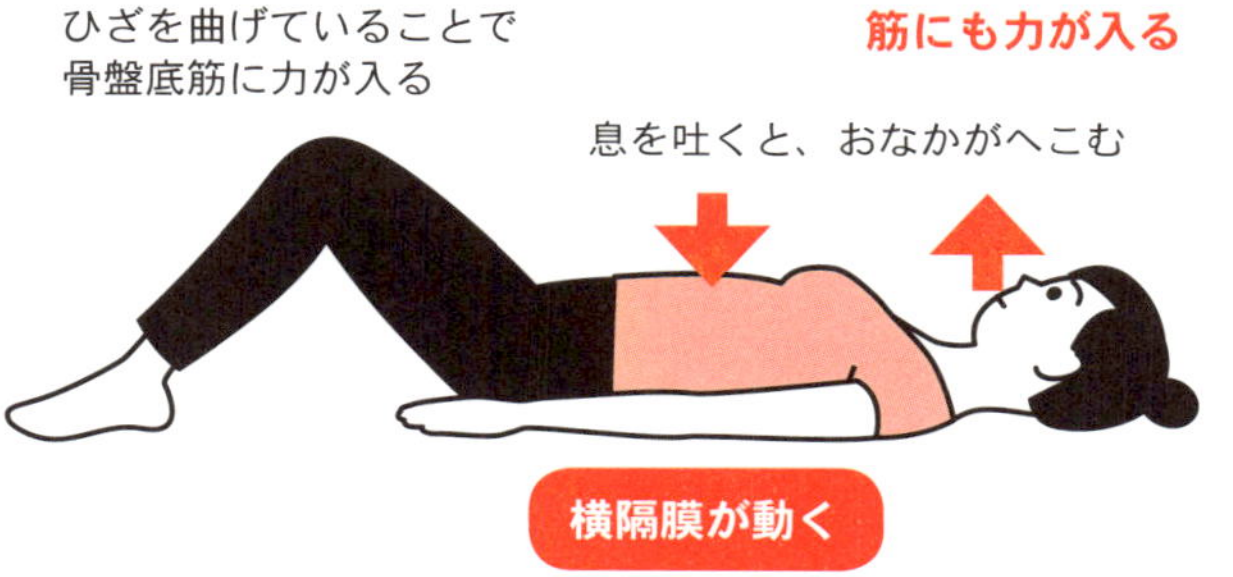
★あごを引くことによって背中の多裂筋にも力が入る
ひざを曲げていることで骨盤底筋に力が入る
息を吐くと、おなかがへこむ
横隔膜が動く

②鼻から大きく息を吸って肋骨を動かし、胸を広げる。

③これをゆっくりくり返す。

横隔膜は、吸うときに下がり、吐くときに上がる。横隔膜を上下することで、インナーマッスルである腹横筋、多裂筋、骨盤底筋、さらに**「コアマッスル」といわれる腸腰筋を刺激する**ことができる。

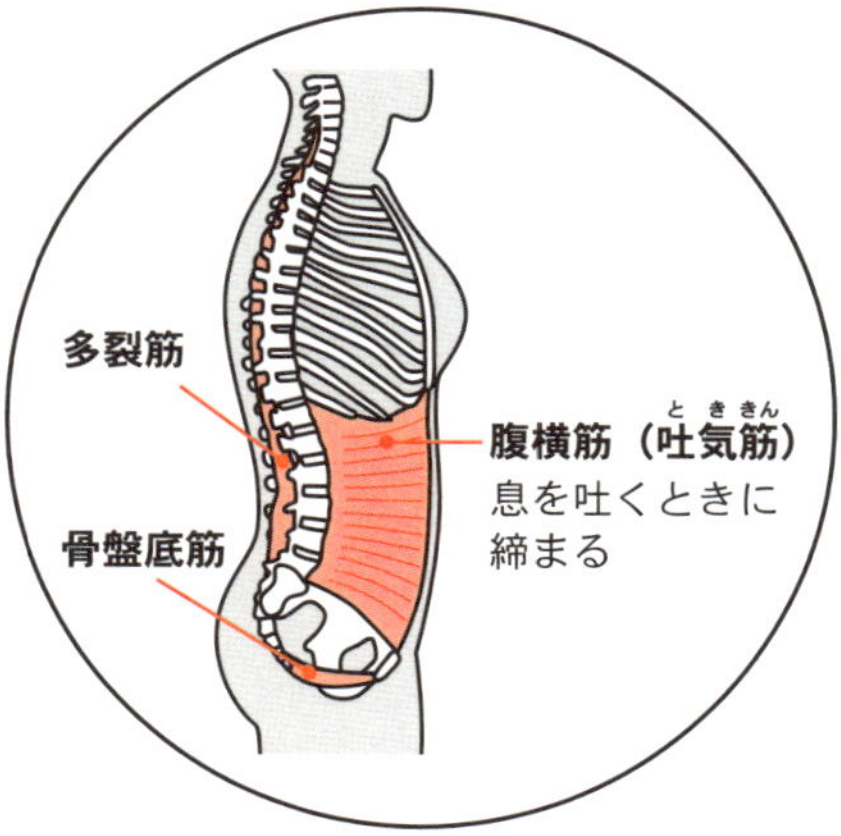
多裂筋
腹横筋（吐気筋《とききん》）
息を吐くときに締まる
骨盤底筋

おじぎストレッチ

①骨盤の横の出っ張りに両手の指の付け根を当て、指先をおなかにすべりこませて押す。

左右の腸腰筋が伸びる

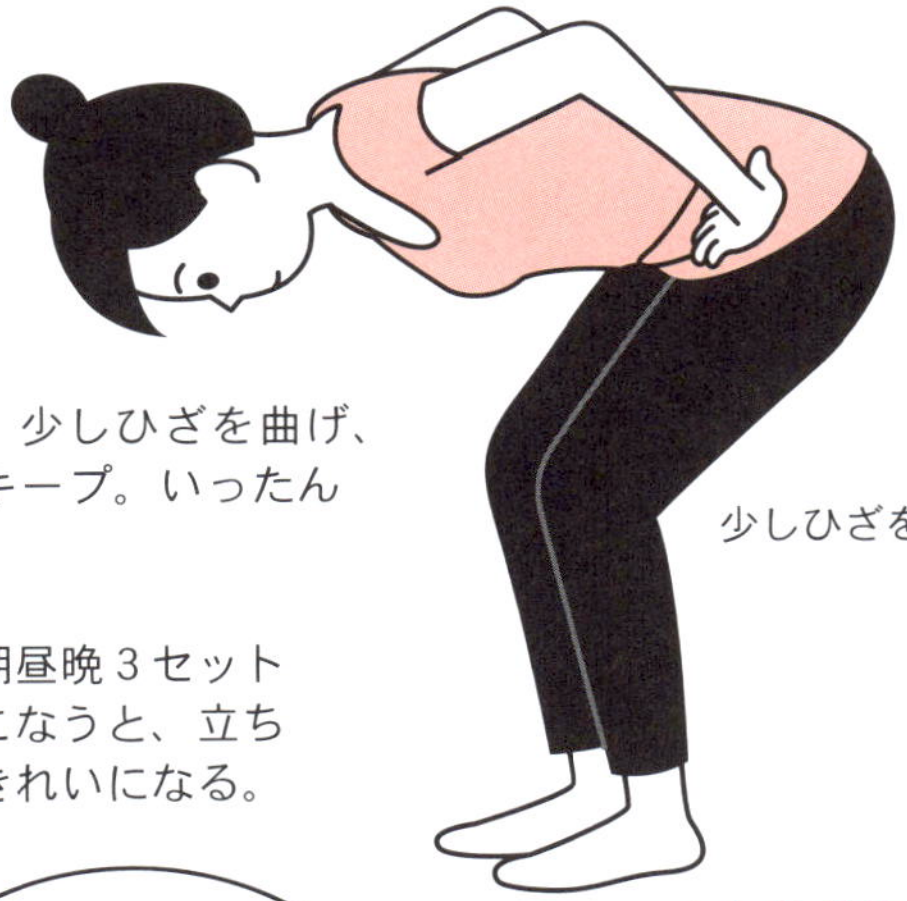

②前屈し、少しひざを曲げ、10秒間キープ。いったん戻す。

③これを朝昼晩３セットずつおこなうと、立ち姿勢がきれいになる。

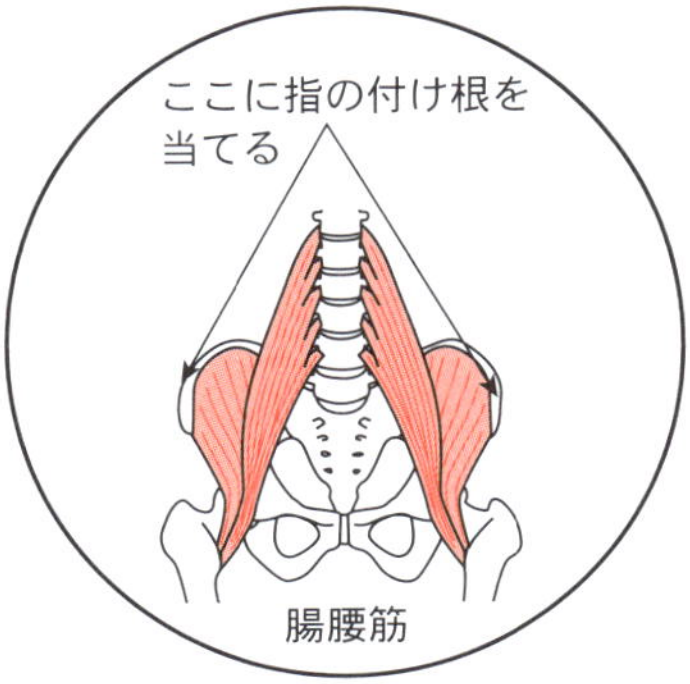

★おじぎをすることとひざを曲げることで、腹直筋の緊張をゆるめ、指が入りやすくなる

大腿筋膜張筋ストレッチ

①横向きでベッドに横たわり、上の脚をベッドから下へ垂らす。

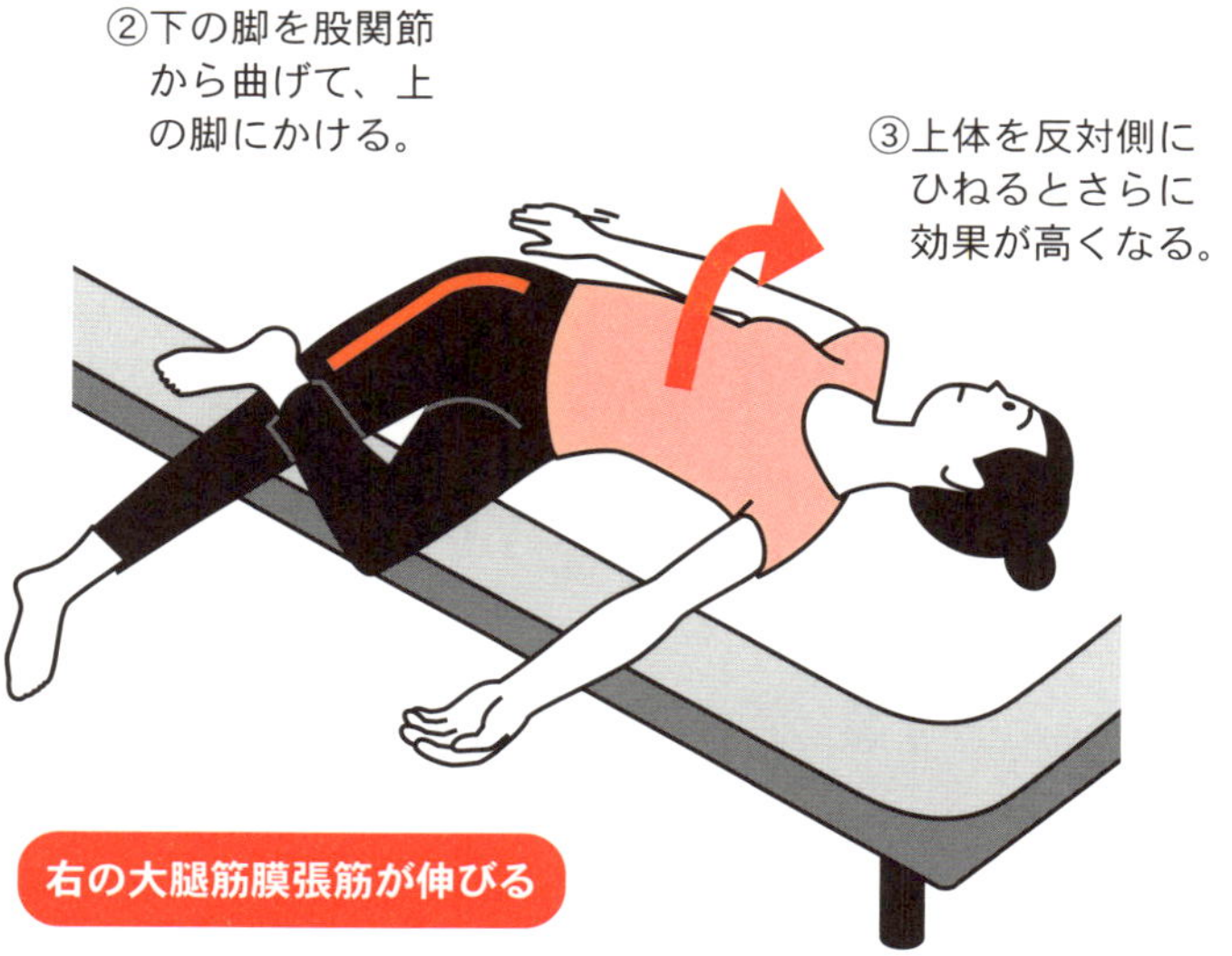

②下の脚を股関節から曲げて、上の脚にかける。
③上体を反対側にひねるとさらに効果が高くなる。
右の大腿筋膜張筋が伸びる

④同様に反対側もおこなう。

おしり歩き

①両足を前に出して座る。

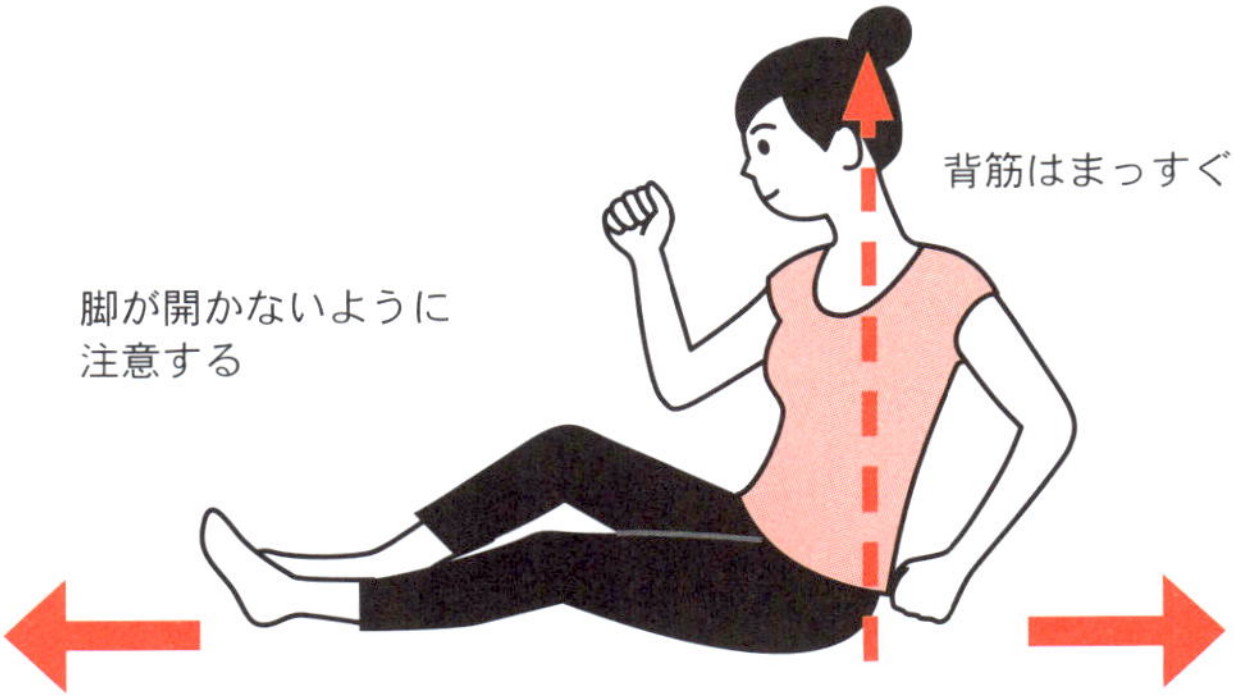
背筋はまっすぐ
脚が開かないように
注意する

②両ひじを使って
腰をひねりながら、
おしりで前に10歩進む。

③同様に、後ろに10歩下がる。

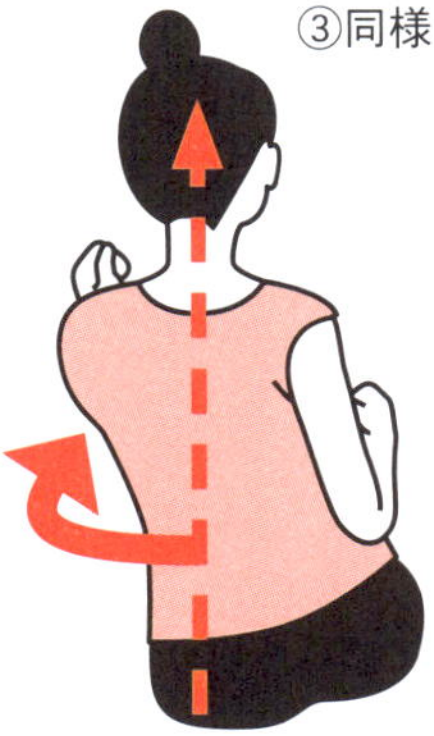
しっかり腰を回す

下半身のインナーマッスルが鍛えられる！

④これを5セットおこなう。

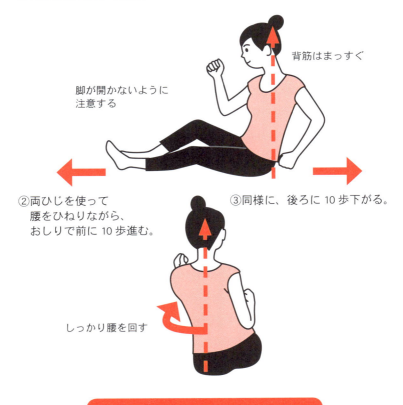

胸鎖乳突筋ストレッチ

①左手を背中に回し、首を右斜め後ろに傾ける。

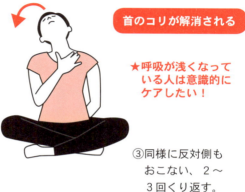

首のコリが解消される

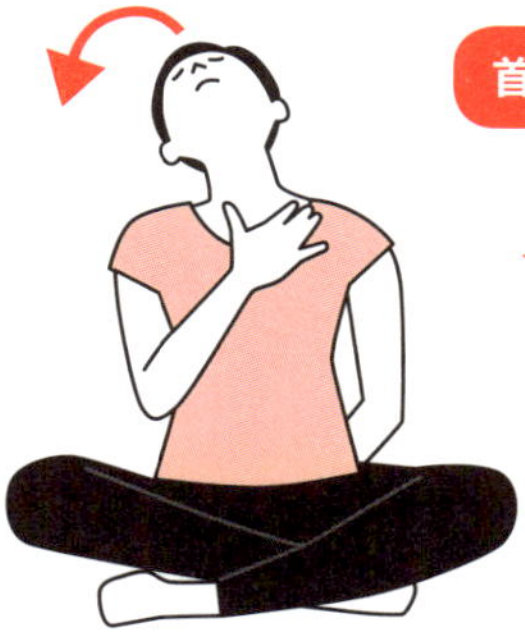

背骨をしっかり立てる

★呼吸が浅くなっている人は意識的にケアしたい！

②右手で左側の鎖骨の上部あたりを下に引っ張るようにして10秒間キープ。

③同様に反対側もおこない、2～3回くり返す。

胸鎖乳突筋《きょうさにゅうとつきん》

首を回したり曲げたりするときに使われる重要な筋肉。とくに、うつむいた姿勢をとるときに負担がかかる。周囲にはたくさんのリンパが集中し、自律神経とも関係が深い。

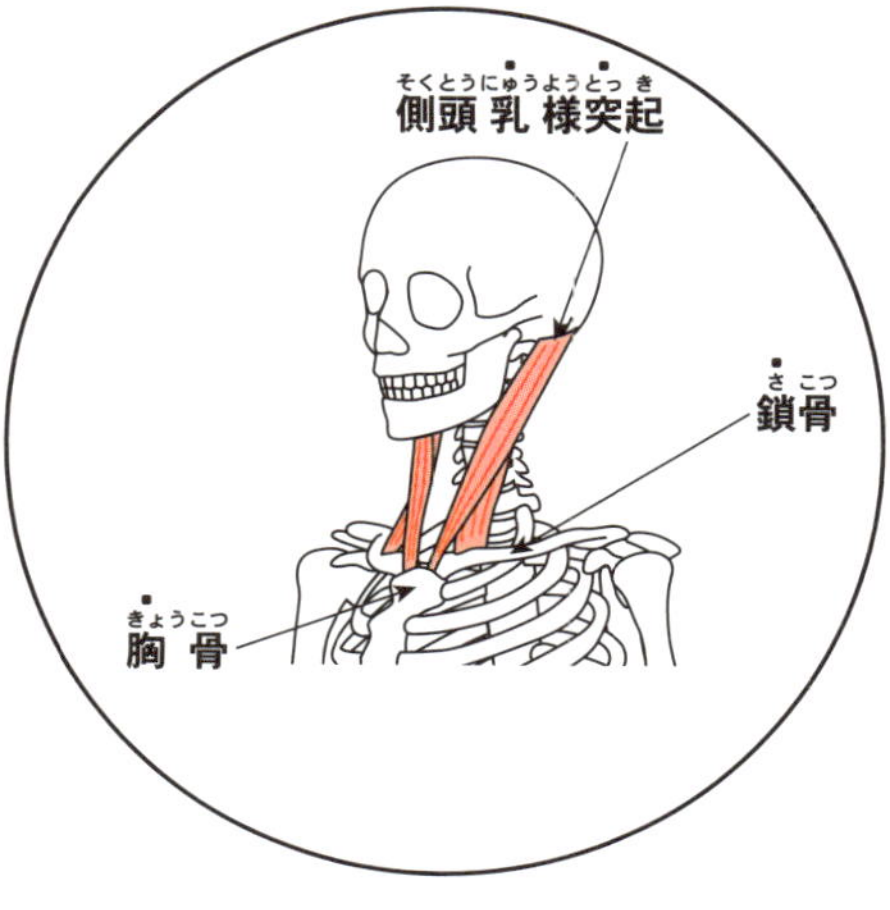

斜角筋群ストレッチ

①左手を右肩に軽くのせ、ゆっくりと頭を左に倒していき、
気持ちよく伸びるところでストップ。

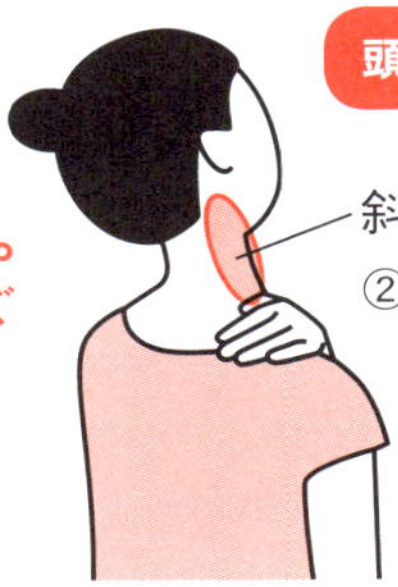
頭を正しい位置に保つ
斜角筋群
背骨をしっかり立てる

★左の首や肩周りに痛みやしびれを感じたら、すぐに中止する。

②顔をゆっくりと上げていき、斜角筋群が心地よく伸びる位置を見つけ、深呼吸をしながら気持ちよく伸ばしていく。

③同様に反対側もおこなう。

斜角筋群《しゃかくきんぐん》

首周りの深層筋の総称。呼吸の補助や首を傾けるときに使われる。その間を通る神経は、腕や手のしびれにも関係が深い。

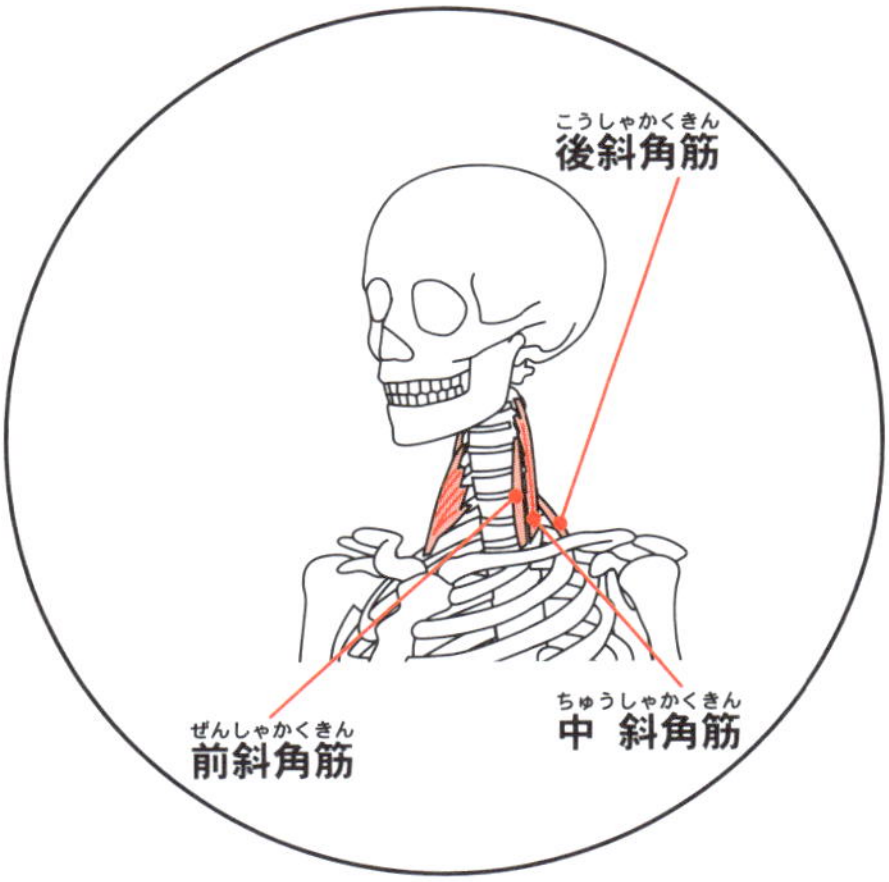
後斜角筋《こうしゃかくきん》
前斜角筋《ぜんしゃかくきん》
中 斜角筋《ちゅうしゃかくきん》

後頭下筋群ストレッチ

①顔を左に向け、あごをやや上げて、右の親指で左の後頭骨のあたりをやさしく押す。

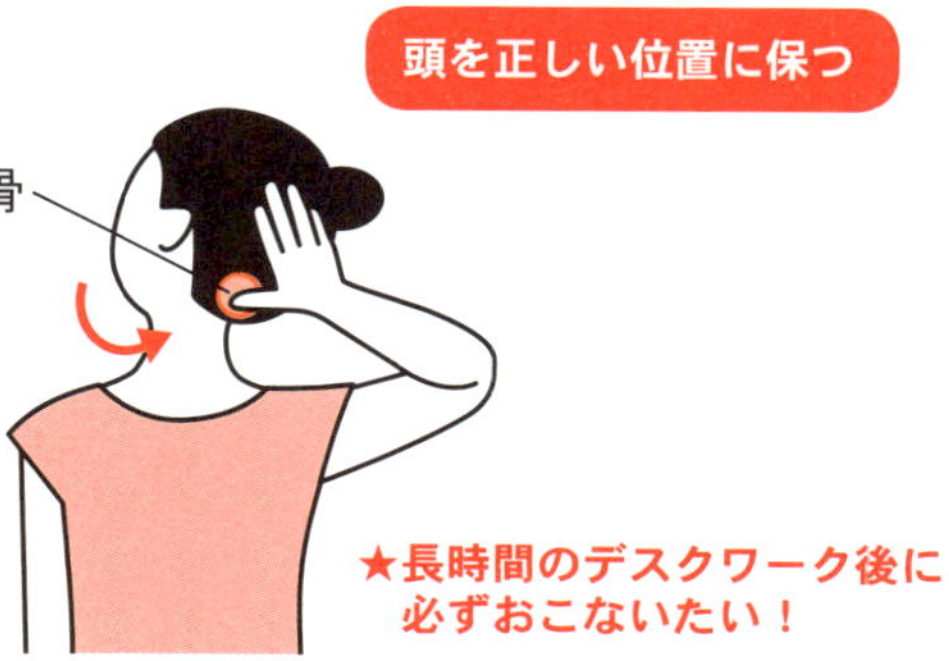

頭を正しい位置に保つ
後頭骨
★長時間のデスクワーク後に必ずおこないたい！

②同様に反対側もおこなう。

後頭下筋群《こうとうかきんぐん》

後頭骨についている深層筋の総称。頭を動かすときに使われ、この筋肉群にゆがみが起きると眼精疲労の原因になる。

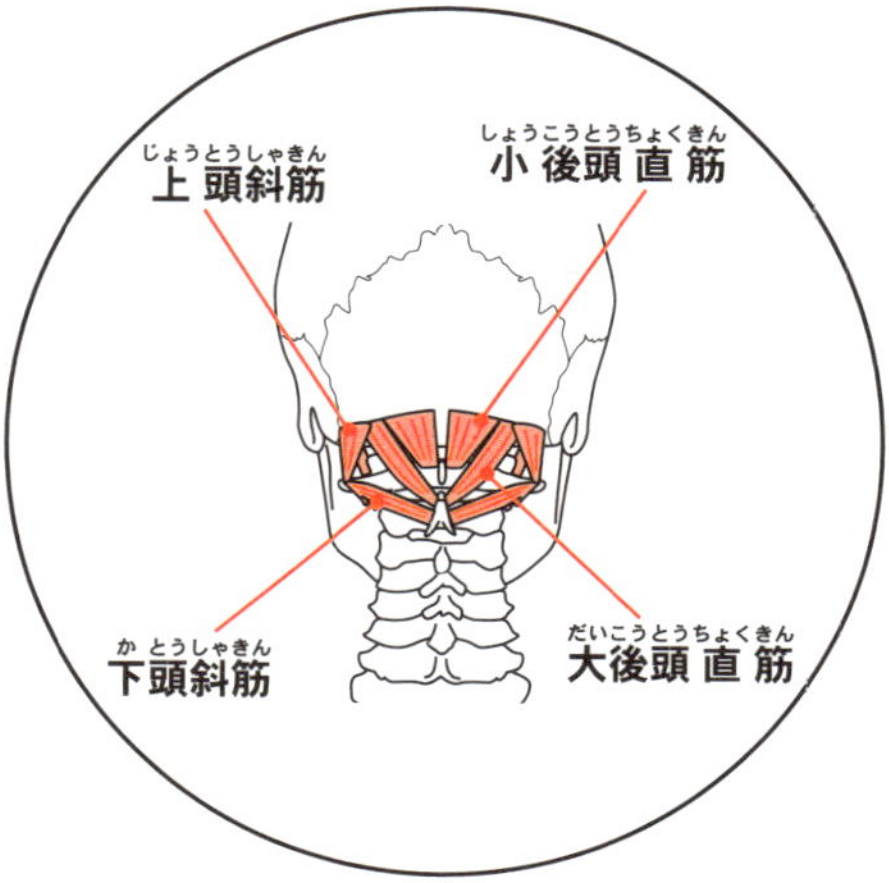

上頭斜筋《じょうとうしゃきん》
小後頭直筋《しょうこうとうちょくきん》
下頭斜筋《かとうしゃきん》
大後頭直筋《だいこうとうちょくきん》

肩甲骨ほぐしボールストレッチ

①枕をして仰向けになり、肩甲骨の後ろにテニスボールを置く。

②肩甲骨を押しつけるように
ボールの上に乗り、肩甲骨
周りの筋肉をほぐす。

肩甲骨がゆるむ

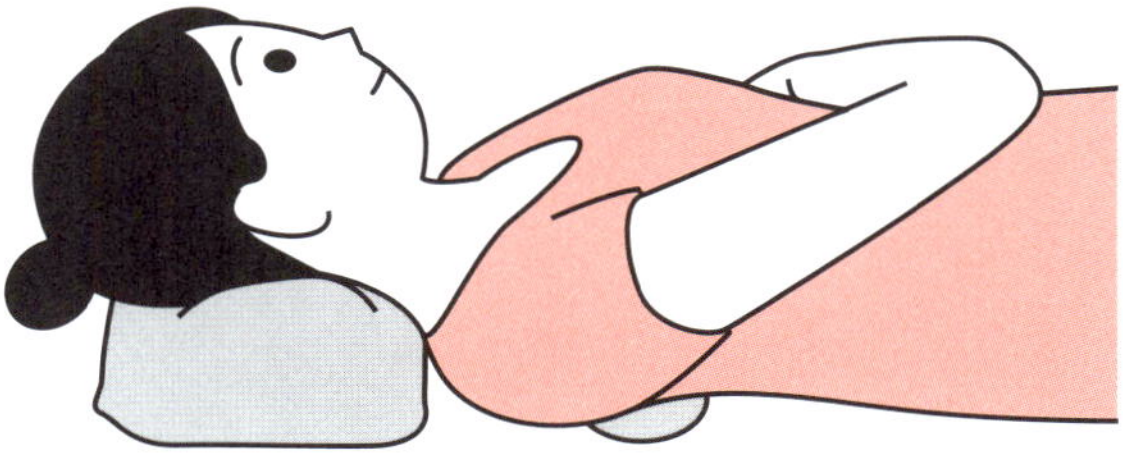

肩こり解消にもなる！

**★お風呂上がりは体が温まって
筋肉がやわらかくなっている
ので効果的！**

③30秒×３セットずつ左右おこなう。

自宅でできる簡単ケア

腰の痛みをとるには、筋肉や関節の柔軟性を保つことが大切です。治療院に行かなくても、自宅で誰でも手軽にできるケアを紹介しましょう。

ケアとは、広い意味で、世話や配慮、気配り、手入れ、メンテナンスなどをすることです。思いだしたときにたまにやるだけでも、何もしないのとは大違いです。自分でできますので、毎日欠かさずおこなえば効果は絶大です。

腰周りのケアだけでなく、**正しい姿勢を保つためには、足骨やひざ、太もものケアも大切です。**また、テニスボールを使えば、おしりの筋肉や肩甲骨《けんこうこつ》、ひざ裏も簡単にほぐすことができて、腰痛、肩こり、ひざ痛の予防になります。

腰周りのケア

腰周りのケアで大事になってくる筋肉は、おなか側の腹直筋《ふくちょくきん》と腹斜筋《ふくしゃきん》（114・115ページ参照）、そして背中側の深層部にある腰方形筋《ようほうけいきん》です（116ページ参照）。

腰方形筋は、背中から見て脊柱起立筋《せきちゅうきりつきん》の裏側にあり、治療院に行って押してもらうと気持ちがいい筋肉です。**腰痛持ちの方はだいたいの場合、腰方形筋だけ、あるいは脊柱起立筋だけに負担がかかっています。**

ではなぜ、腹直筋と腹斜筋に対してケアをおこなうかというと、腰に痛みを感じているときには腹直筋や腹斜筋も筋緊張《きんきんちょう》を起こしてかたくなっています。仮に腰の痛みのレベルが10だったとすると、腰をさすったりもんだりすることで5～7のレベルに下がって少しラクになったりはしても、**腹直筋や腹斜筋がかたいままだと、痛みを完全にはとりきれない**のです。

そこで、**腹直筋と腹斜筋をほぐしてから腰方形筋をほぐすと効果的です。**

腹直筋のほぐし方

★そり腰の人は腹直筋がかたくなっている！

①おへその真横１～２センチのところに両手の指を置く。

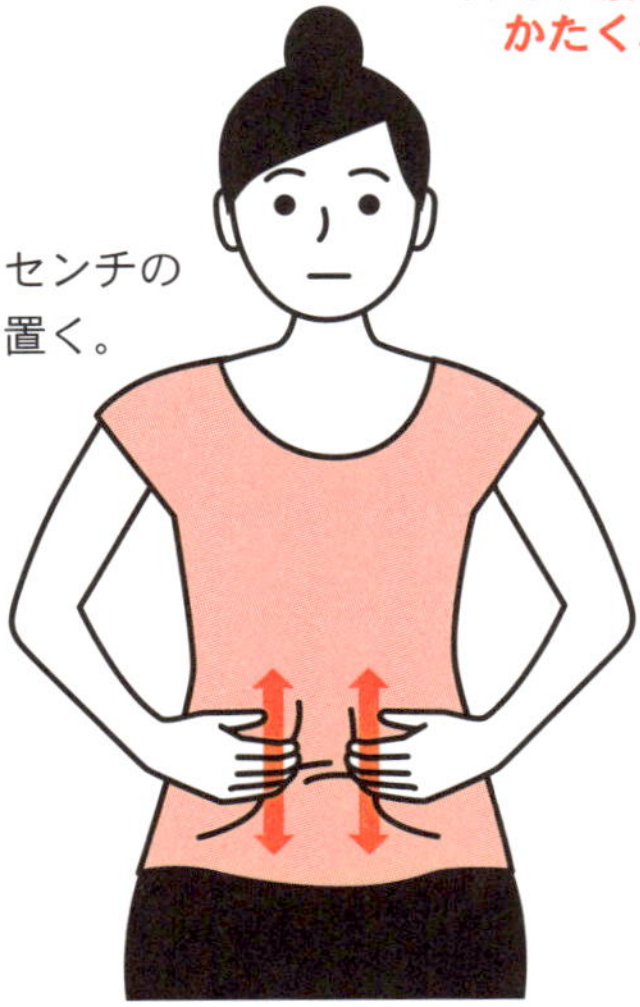

②縦にゴリゴリと筋繊維を切るように 10 秒ほど動かす。

左右の腹直筋がほぐれる

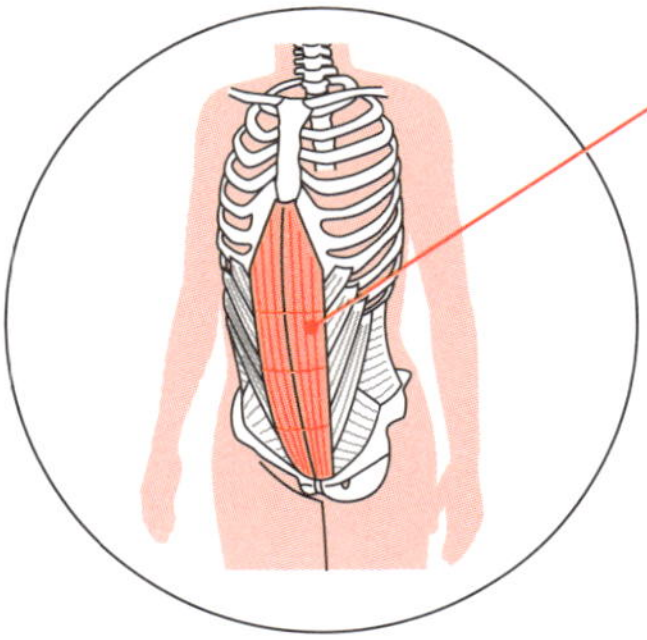

ここが腹直筋《ふくちょくきん》！

腹斜筋のほぐし方

左右の腹直筋が伸びる

①両わきの肋骨と寛骨の間に
両手の親指を当てる。

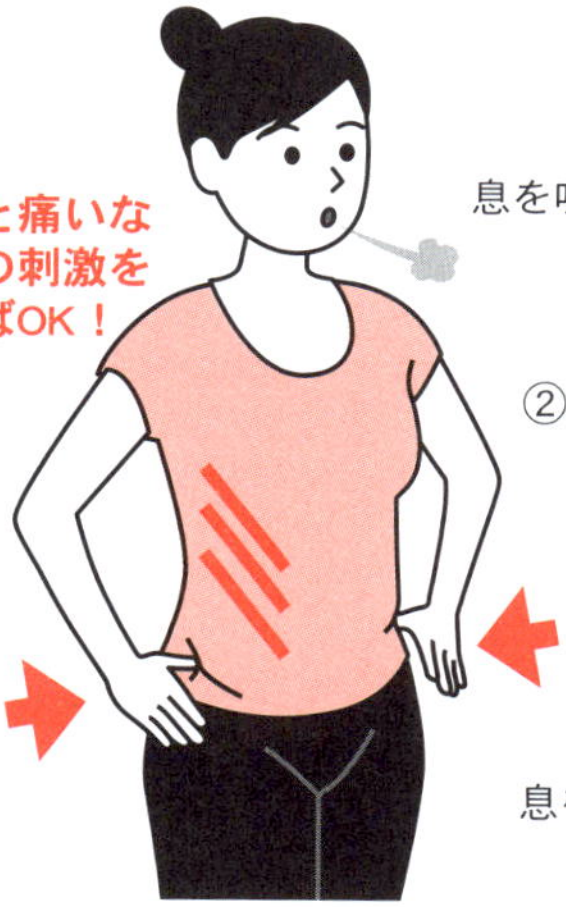

★ちょっと痛いなくらいの刺激を感じればOK！

息を吐きながら押す

②ギューッと３～５秒押しこむ。

息を吸って戻す

③これを何回かおこなう。

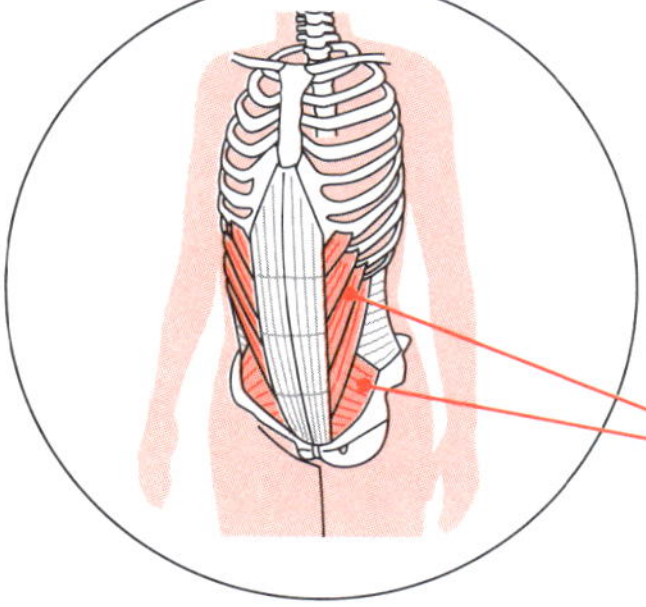

ここが腹斜筋《ふくしゃきん》！

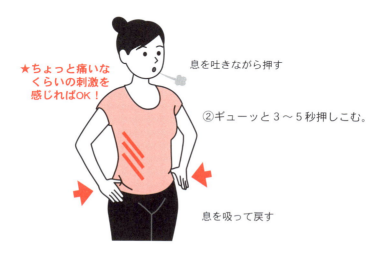

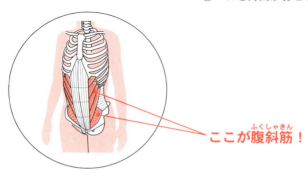

腰方形筋のほぐし方

①両手を腰の後ろに当てる。

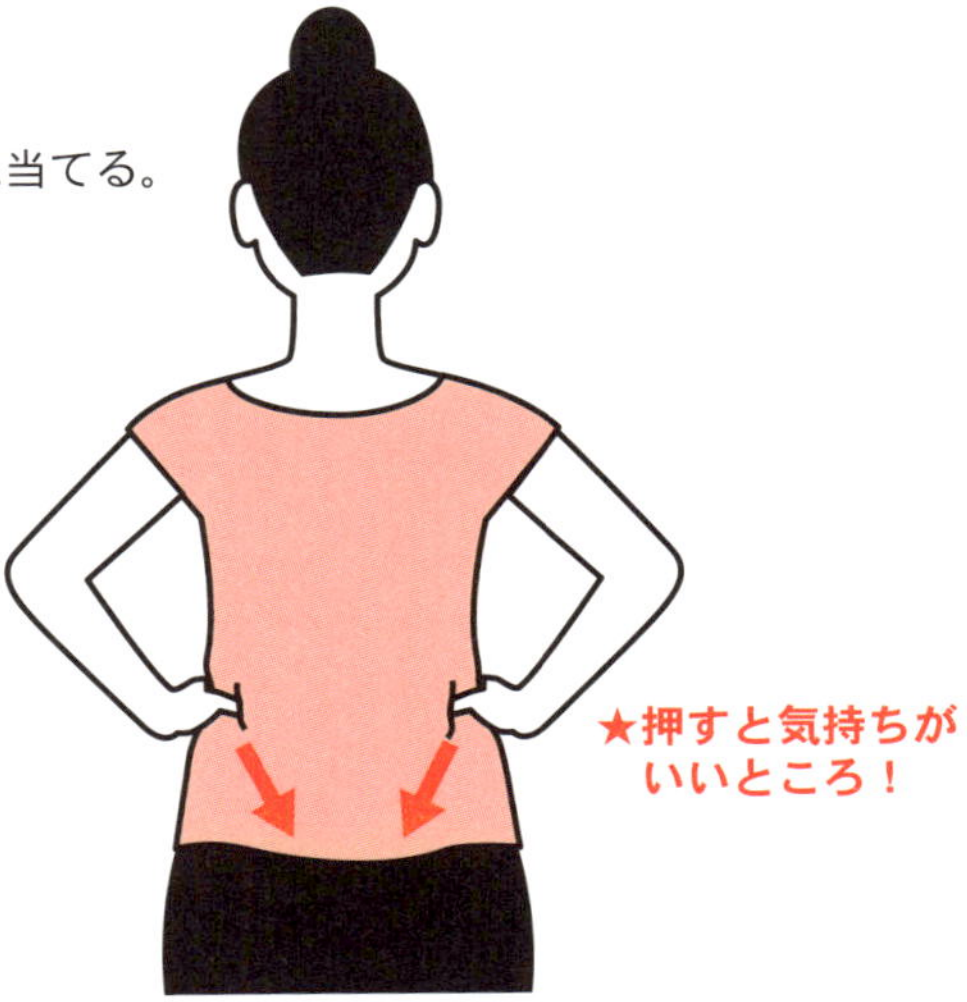

②親指を斜め下方向に押す。

左右の腰方形筋がほぐれる

ここが腰方形筋《ようほうけいきん》！

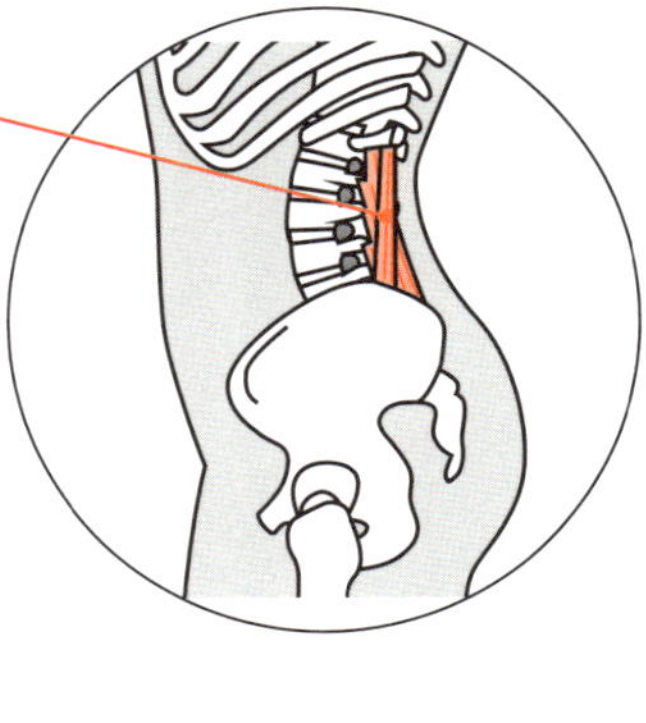

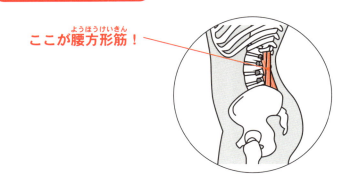

腰痛予防ボールストレッチ

①仰向けになって、片ひざを曲げる。

②脚を伸ばしているほうのおしりの
下にテニスボールを置く。

おしりの筋肉がほぐれる

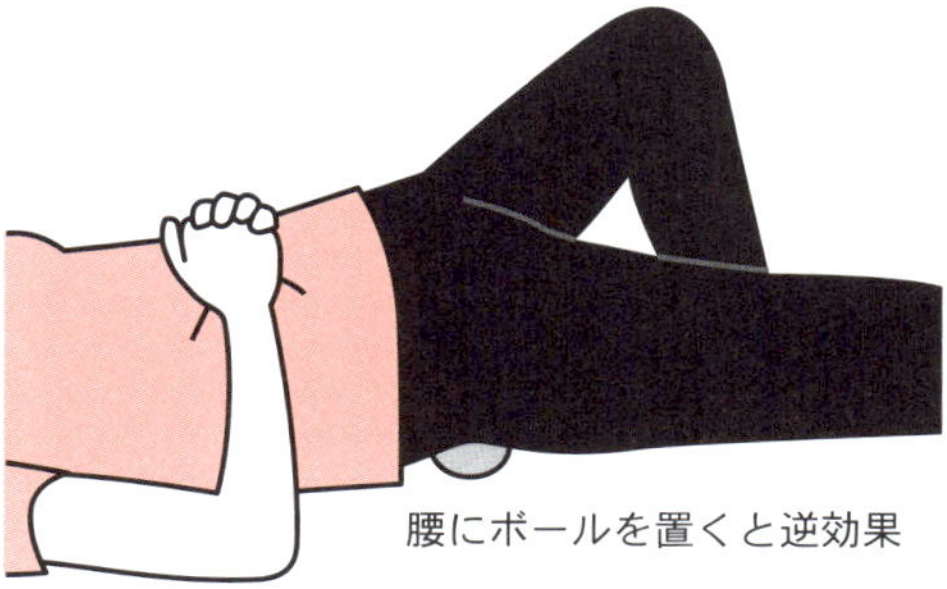

★痛いのは、筋肉がかたくなっている証拠！

③おしりを押しつけながらボールを
30秒ほど転がす。

④左右 3 セットずつおこなう。

太もものケア

太ももの前には、大腿直筋《だいたいちょっきん》など「大腿四頭筋《だいたいしとうきん》」と呼ばれる筋肉が張っています。そして太ももの裏の、おしりからひざ裏のすぐ下にかけてあるのが、大腿二頭筋《だいたいにとうきん》など「ハムストリングス」と呼ばれる筋肉です。

前屈したり、ひざを曲げたりするときには、おもにハムストリングスが働き、伸ばすときには、大腿四頭筋が働きます。

大腿四頭筋は、走ったり歩いたり、ふだんの生活でよく使われ、筋トレなどで鍛えやすい筋肉です。

いっぽう、ハムストリングスは、日ごろ座っていることが多いと、どうしてもかたくなりやすい筋肉です。さらに、100ページのように猫背や骨盤が後傾した悪い姿勢で座っていれば、ハムストリングスは縮んだままの状態です。つまり、**ハムストリングスがかたいと、骨盤の前傾を阻害して背骨に大きな負担がかかり、腰痛の原因となりやすい**のです。

筋肉には「**相反抑制**《そうはんよくせい》」といって、いっぽうの筋肉が働くと、その反対側にある筋肉がゆるむという性質があります。

この性質を利用した太もものケアを紹介します。

【太もものほぐし方】イスなどに腰かけて、太ももを真上から見て指1本分くらい外側、そして脚の付け根から3分の1のところ、ここに**大腿直筋のいちばん張ったところ**がありますので、手のひらを使って横に切るようにしてください。

また、テニスボールなどを利用して、この部分にゴロゴロ転がすのもよいでしょう。

太もものほぐし方

【左脚を上から見た図】

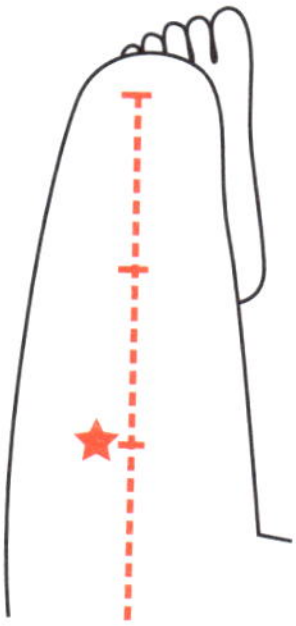

太ももの真上から指1本分くらい外側、脚の付け根から3分の1のところ（★印の部分）を手のひらを使って横に切る。

ひざ周りのケア

膝蓋大腿骨関節《しつがいだいたいこつ》（ひざのお皿と大腿骨の関節）の動きが悪くなって、ひざに痛みが出ている方がけっこういます。この関節がなめらかに動くことが大事です。

注意点としては、**ひざに熱をもっている人、炎症がある人、そして膝蓋骨（ひざのお皿）が脱臼しやすい人は、この動作はおこなわないようにしてください。**それ以外の人は、ひざ周りのケアとしておこないましょう。

【ひざ関節のほぐし方】ひざ上の外側・内側、そして、ひざ下の内側・外側、この4カ所を、手のひらを使って横に切る。これだけです。

ひざのお皿の真下には膝蓋腱《しつがいけん》、お皿の内側と外側には側副《そくふく》じん帯《たい》があり、ひざ関節を安定させています。**腱やじん帯の周りをやわらかくすることで、ひざ関節が動きやすくなります**ので、お皿を手のひらで包んで上下、左右に動かしてください。

ひざの裏にテニスボールを置いて転がすのもよいでしょう。

ひざ関節のほぐし方

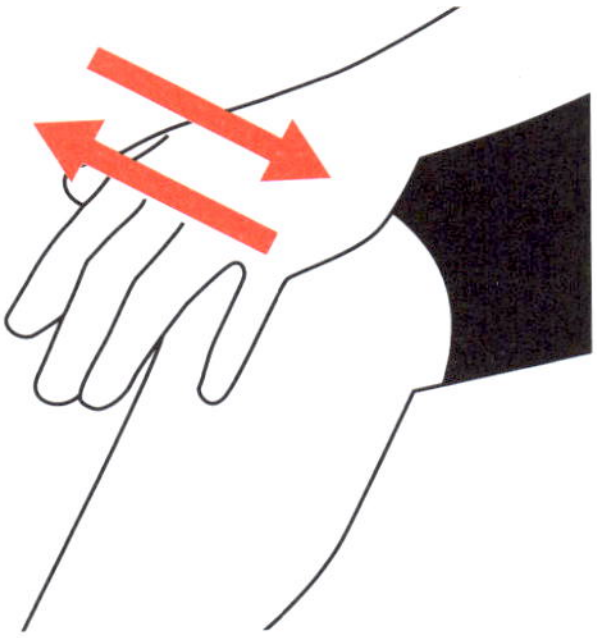

①ひざ上の外側・内側、ひざ下の内側・外側を、手のひらを使って横に切る。

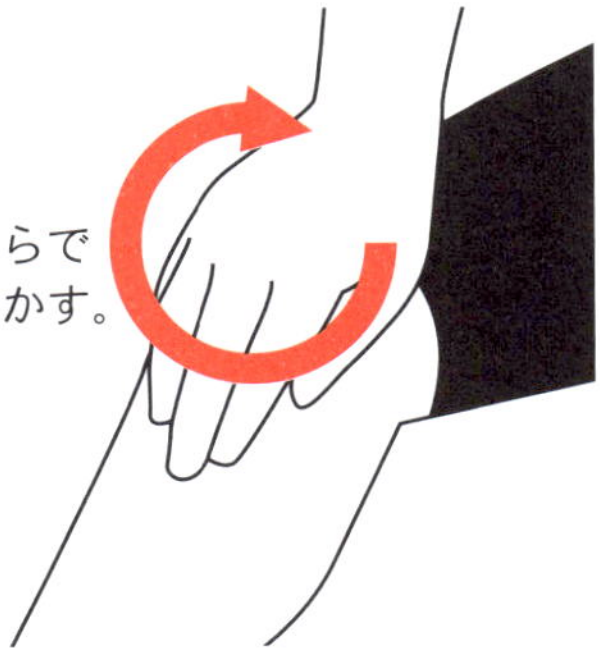

②ひざのお皿を、手のひらで包んで上下、左右に動かす。

ひざ裏ほぐしボールストレッチ

膝窩筋が伸びる

①ひざの下にボールを置いて
横に転がす。

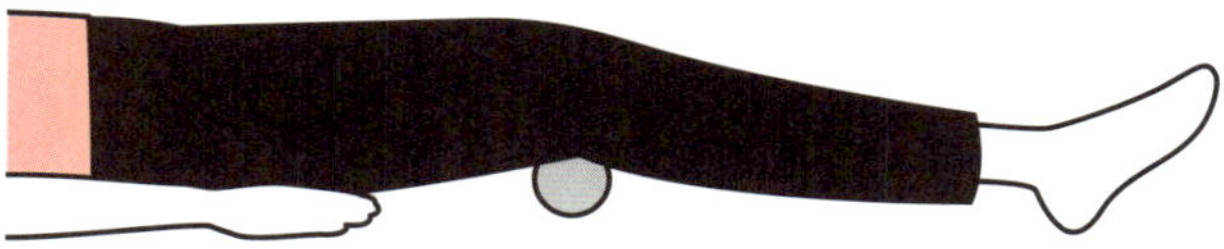

②30秒×３セットずつ左右おこなう。

足骨のケア

足には、甲の部分に**「リスフラン関節」**、そして少し上にいくと**「ショパール関節」**という2つの関節があります（124ページ下図参照）。この関節を動かすことが重要です。ただし、ひざに痛みがあるときは控えましょう。

【足骨のほぐし方】イスなどに腰かけ、足を反対側の太ももにのせて、反対側の手でつま先を持ち、もういっぽうの手で甲を持ちます。持ち方は上からでも下からでもかまいません。まずは、**両手で雑巾絞りをするように足の甲をねじる**ことで関節を動かしましょう。5回も動かせば、だいぶやわらかくなります。

できれば、**足の指の間に反対側の手の指を入れてみましょう。**足の指と手の指で握手して曲げ伸ばしします。手の指を入れられなくても、足の指を持って曲げたりそらせたり、あるいは指の間を開かせます。さらに、甲の上から、1本1本の指につながっている**中足骨《ちゅうそっこつ》の間にも指を押しこんで動かすと効果的です。**

足骨のほぐし方

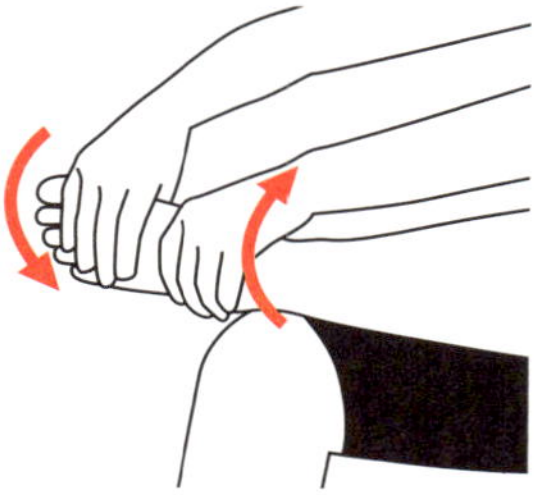

★甲の２つの関節を しっかり動かす

①足の甲の関節を
10回ほどねじる。

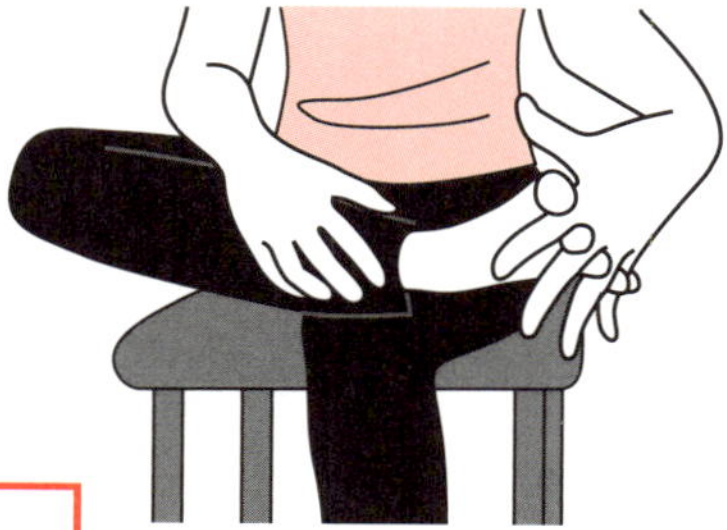

②足の指の間に
手の指を入れる。

足の骨の構造

【右足を上から見た図】

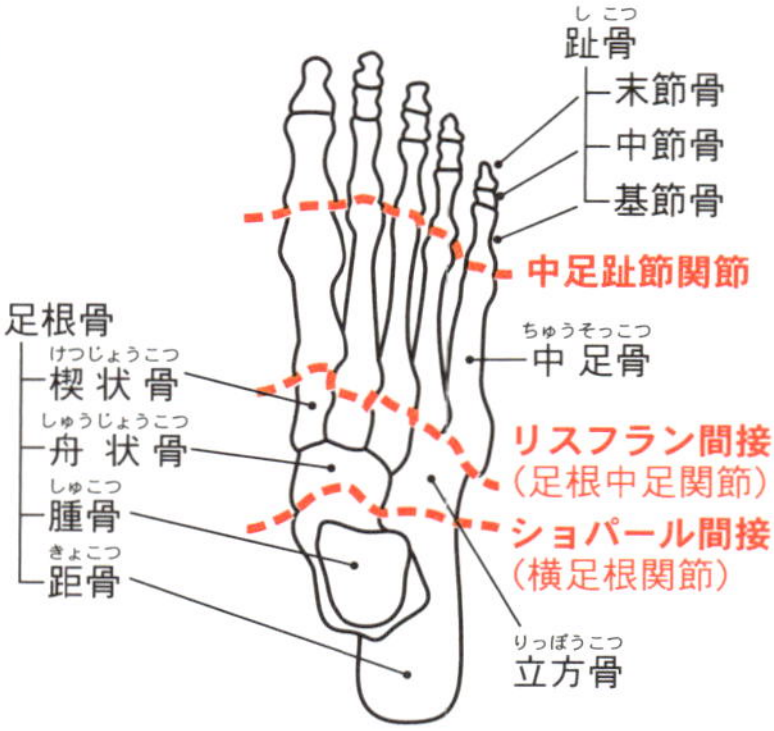

趾骨《しこつ》
末節骨
中節骨
基節骨
中足趾節関節
中足骨《ちゅうそっこつ》
足根骨
楔状骨《けつじょうこつ》
舟状骨《しゅうじょうこつ》
踵骨《しゅこつ》
距骨《きょこつ》
リスフラン間接
（足根中足関節）
ショパール間接
（横足根関節）
立方骨《りっぽうこつ》

第4章

腰痛に速効！
これだけ
エクササイズ

基本的なストレッチ

「腰痛になるのは筋力が弱いから」と言えますが、トレーニングジムなどでハードな筋力トレーニングをするのは逆効果。それよりも、**日常的に姿勢に気をつけ、生活のなかで簡単なストレッチを毎日続ける**ほうが効果的です。

姿勢を整えることと並行して、インナーマッスルを鍛えるストレッチをおこなうことで、疲れずに正しい姿勢を保つことができるようになります。

まずは、次に紹介するストレッチを日課にしてください。

ただし、**「動いたときに腰やひざに痛みがある」「じっとしていても痛い」というときにやってはいけません。**基本的にストレッチをおこなってよいのは、「長く座っていると腰が痛い」「長く立っていられない」「中腰《ちゅうごし》で10分以上作業をしているとつらい」など、ある程度動ける人です。

基本の腸腰筋ストレッチ

①左足を後ろに引く。

②坐骨に左手を当て、腰を落とす。

③上体を右に回す。

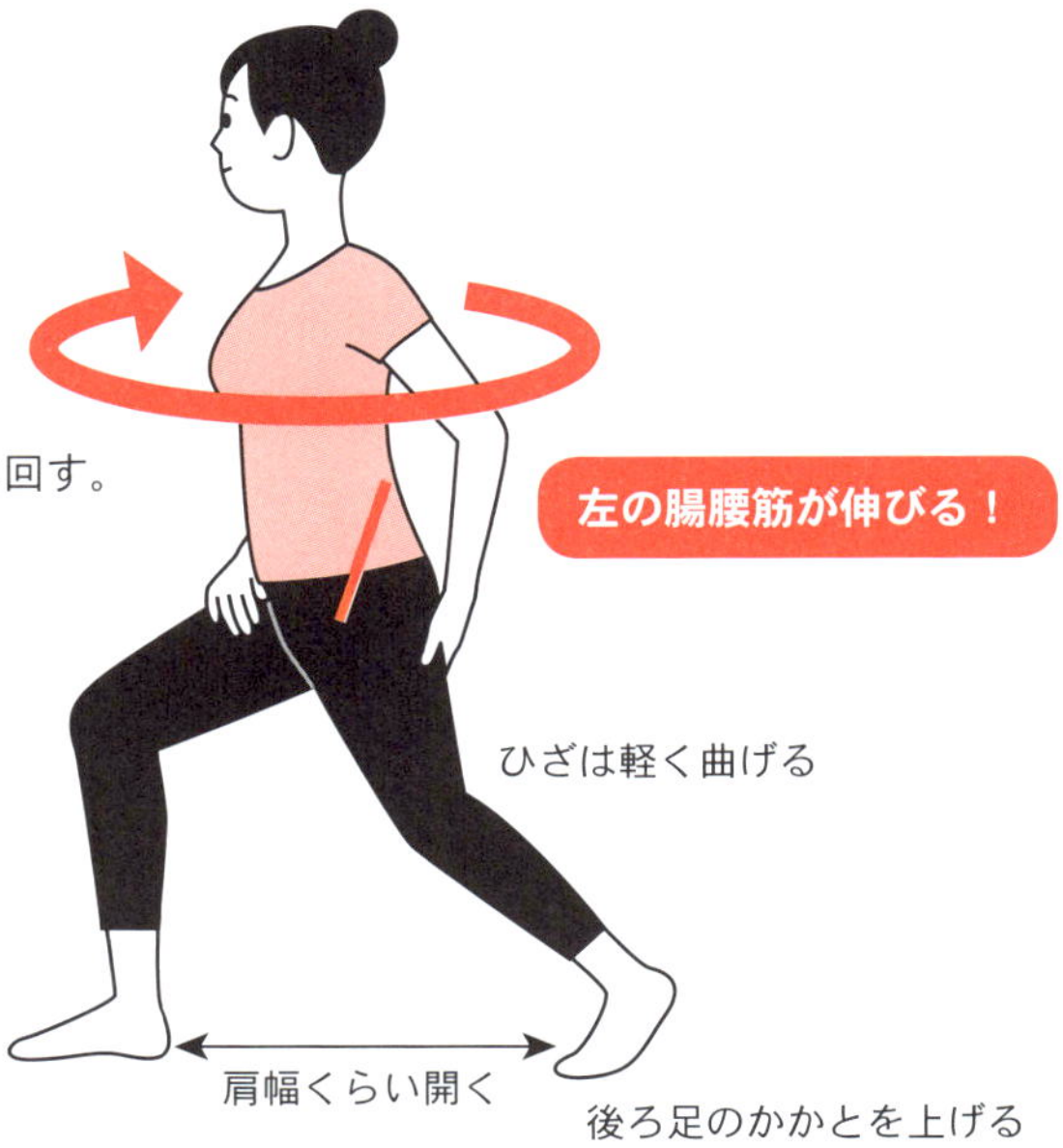

左の腸腰筋が伸びる！
ひざは軽く曲げる
肩幅くらい開く
後ろ足のかかとを上げる

④同様に反対側もおこなう。

イスを使った腸腰筋ストレッチ

①背もたれのあるイスに横向きに腰かけ、左手で背もたれを持つ。

②右足を後ろに開く。

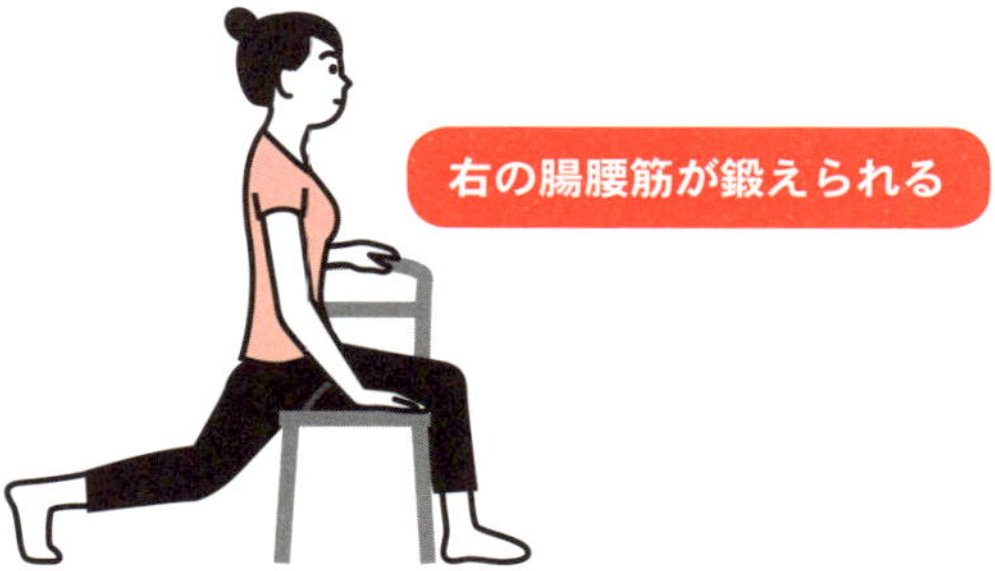

③後ろ足のかかとを上げ、ひざは軽く曲げる。

④より伸ばしたいときは、両手で背もたれをつかみ、10～20秒キープする。

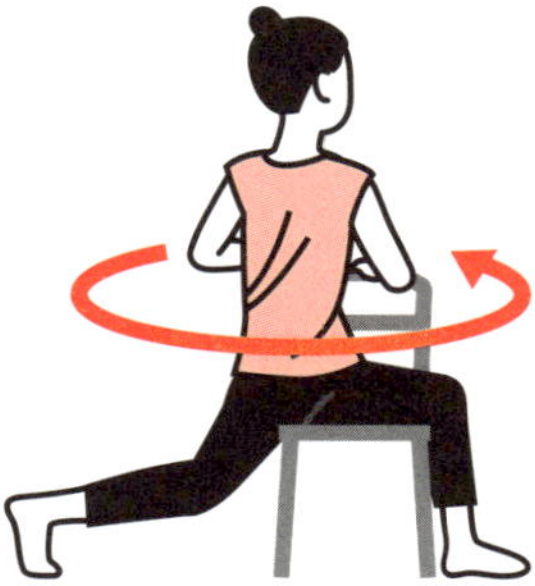

⑤同様に反対側もおこなう。

壁を使った腸腰筋ストレッチ

①壁に右手を着いて、
まっすぐに立つ。

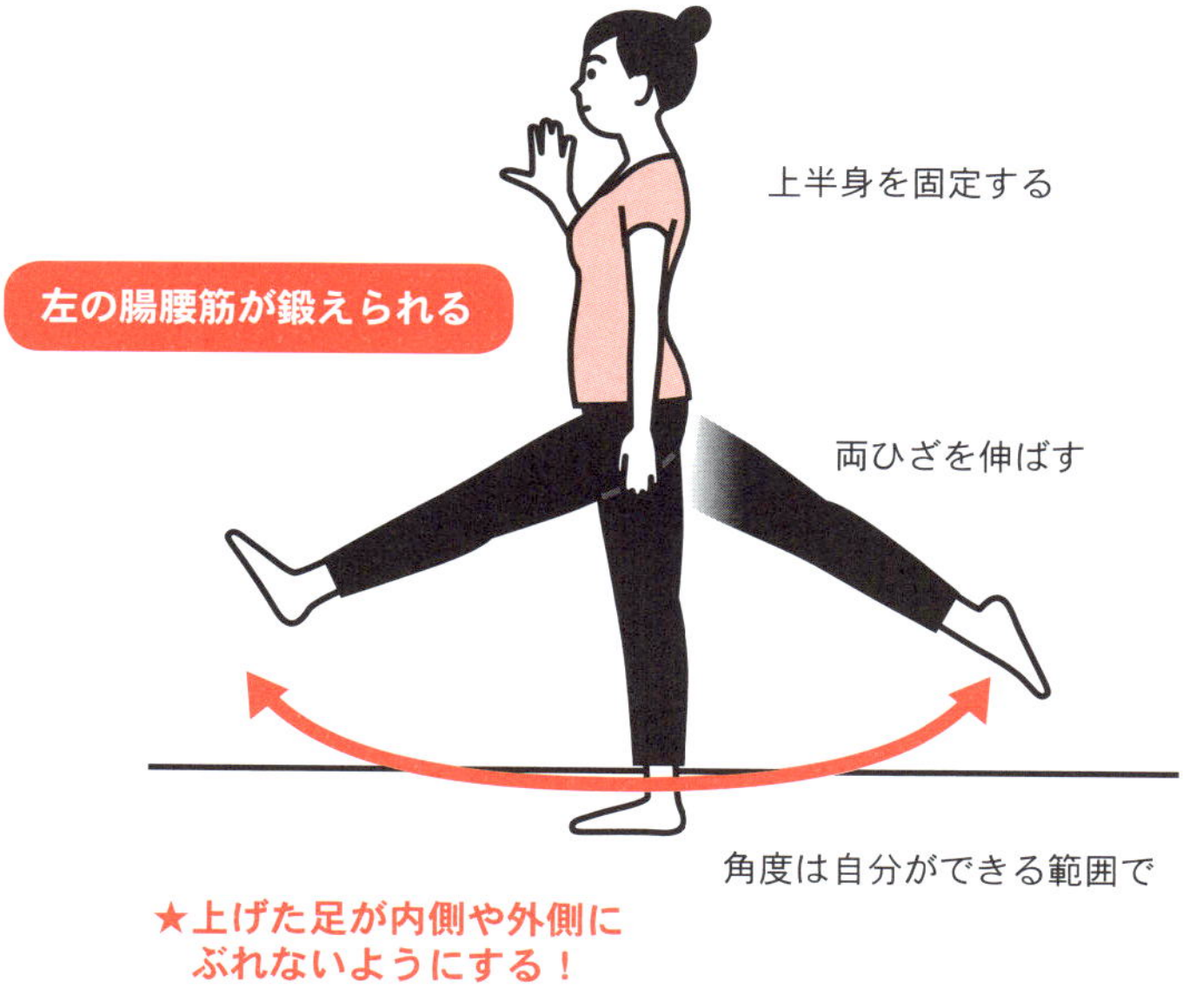
上半身を固定する
左の腸腰筋が鍛えられる
両ひざを伸ばす
角度は自分ができる範囲で
★上げた足が内側や外側に
ぶれないようにする！

②左足をまっすぐ前に出して、
まっすぐ後ろに引く。これ
をくりかえす。

③同様に反対側もおこなう。

背中の基本ストレッチ①

①ベッドに腰かけて両手でバンザイをする。

②左手で右の手首をつかみ、60 度前方に引っ張る。

③引っ張ったまま上体を左に傾ける。

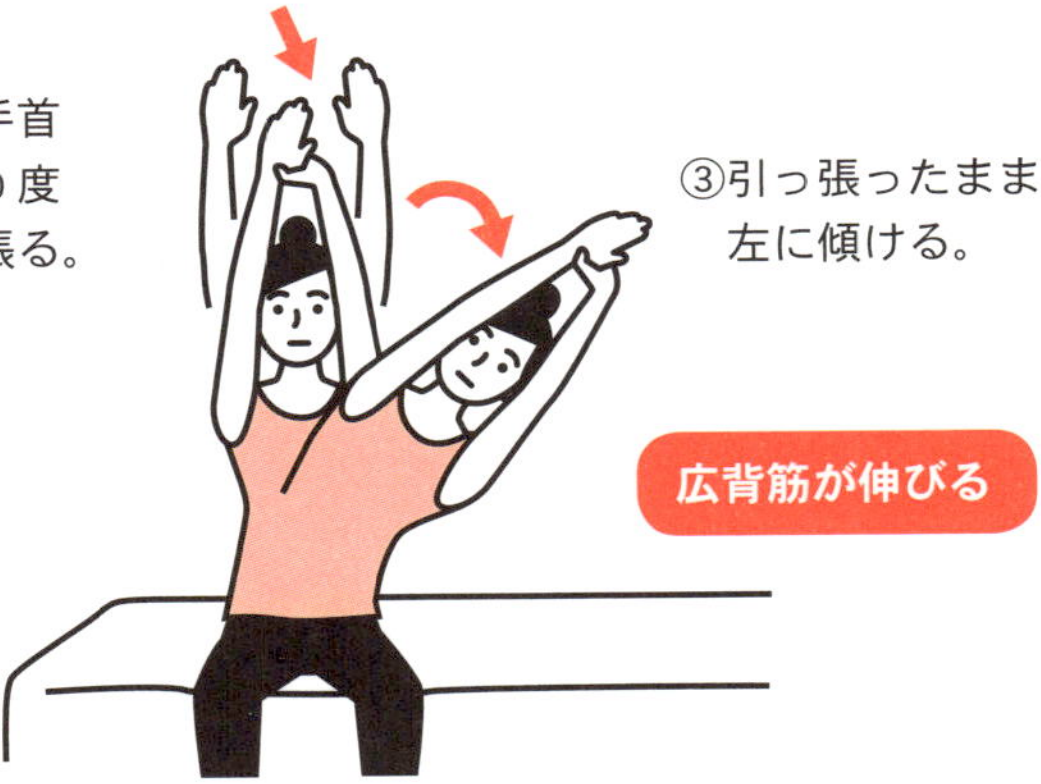

④左下を向くかたちで、上体をひねる。

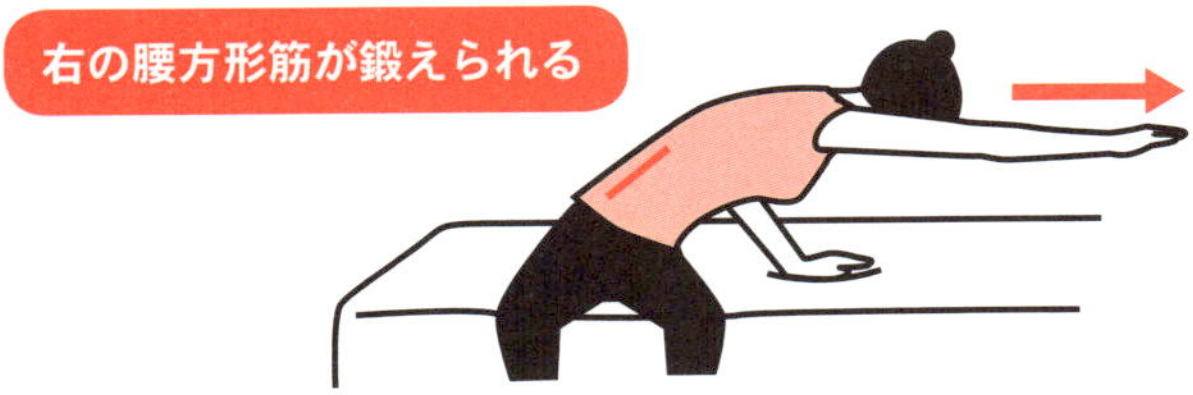

⑤左手をベッドに着いて体を支える。

⑥右手をそのまままっすぐに伸ばし、10 ～ 20 秒キープする。

⑦同様に反対側もおこなう。

背中の基本ストレッチ②

①背中を丸め、息を大きく吐く。

腰方形筋の柔軟性が高まる

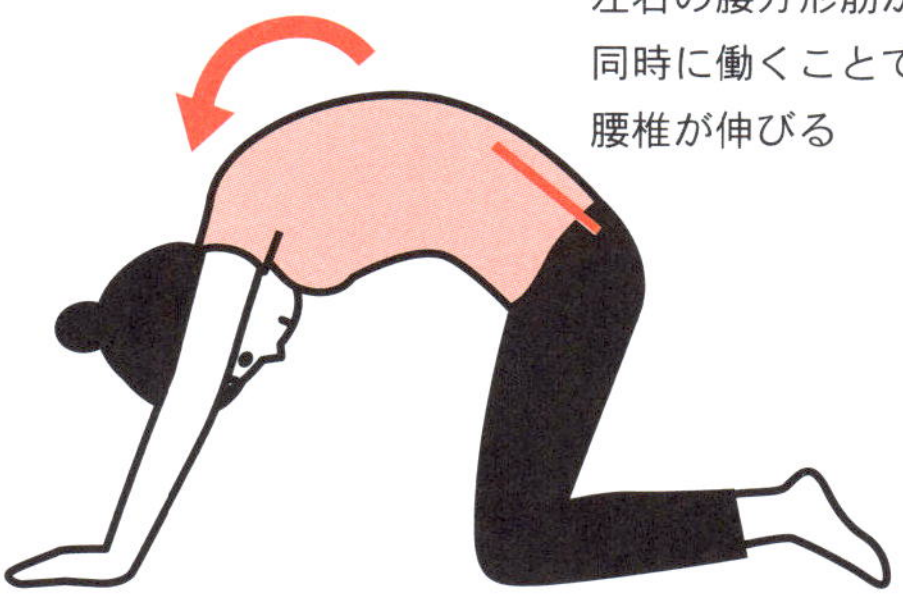
左右の腰方形筋が
同時に働くことで
腰椎が伸びる
腹式呼吸を意識する

★呼吸にともない、横隔膜が大きく上下する！

②息を吸いながら、背中を元に戻す。

③ 10回セットでゆっくりおこなう。

寝たままできる中臀筋ストレッチ

①仰向けに寝て、両ひざを曲げる。

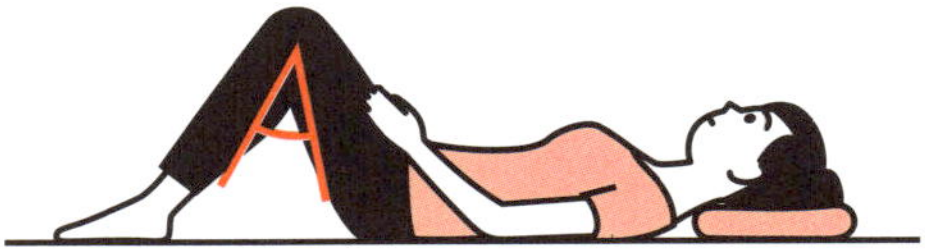
ひざの角度は
40 度くらい

②左足を右太ももにかける。

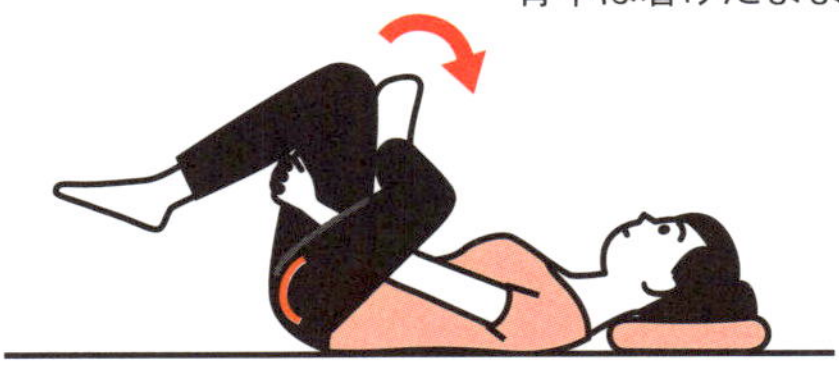
背中は着けたまま

③両手で右太ももの裏の真ん中を持ち、
胸に近づけるように引っ張る。

左のおしりの筋肉が鍛えられる

④同様に反対側もおこなう。

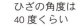

基本のハムストリングス・ストレッチ

①台の上に左足のかかとをのせる。

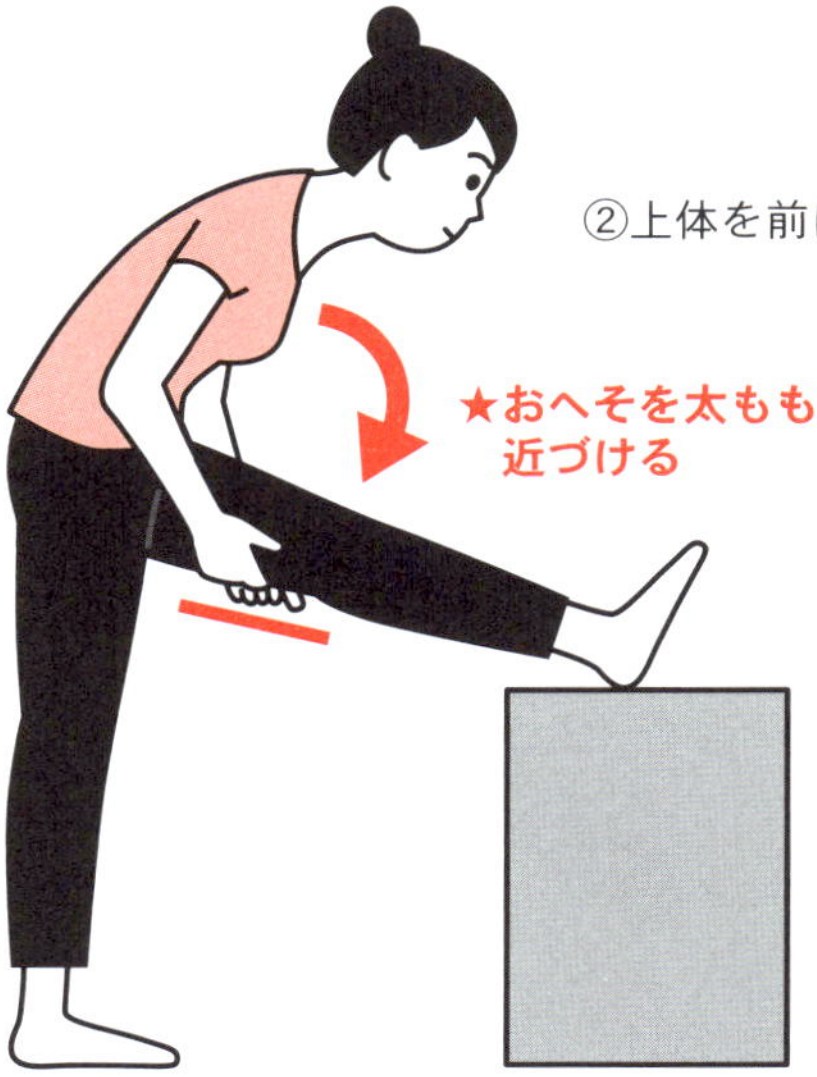
②上体を前に倒していく。
★おへそを太ももに
近づける
左の太もも裏の筋肉が伸びる

③同様に反対側もおこなう。

イスを使ったハムストリングス・ストレッチ

①背もたれのあるイスに
浅く腰かける。

②左足を前に出して、
ひざを伸ばす。

★おへそを太ももに
近づける

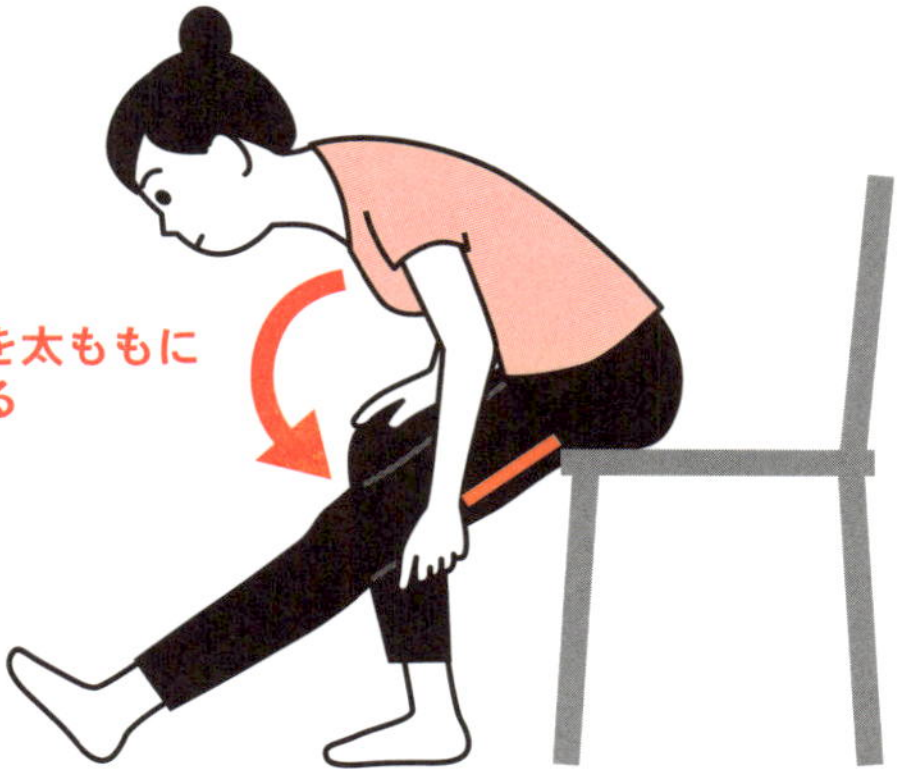

③左手で左ひざをつかむよう
にして上体を曲げていく。

左の太もも裏の筋肉が伸びる

④同様に反対側もおこなう。

ー座ったままできるハムストリングス・ストレッチー

①ベッドの上に両足を前に出して座る。

★背骨をピンと立てる！

②両手を前に伸ばす。

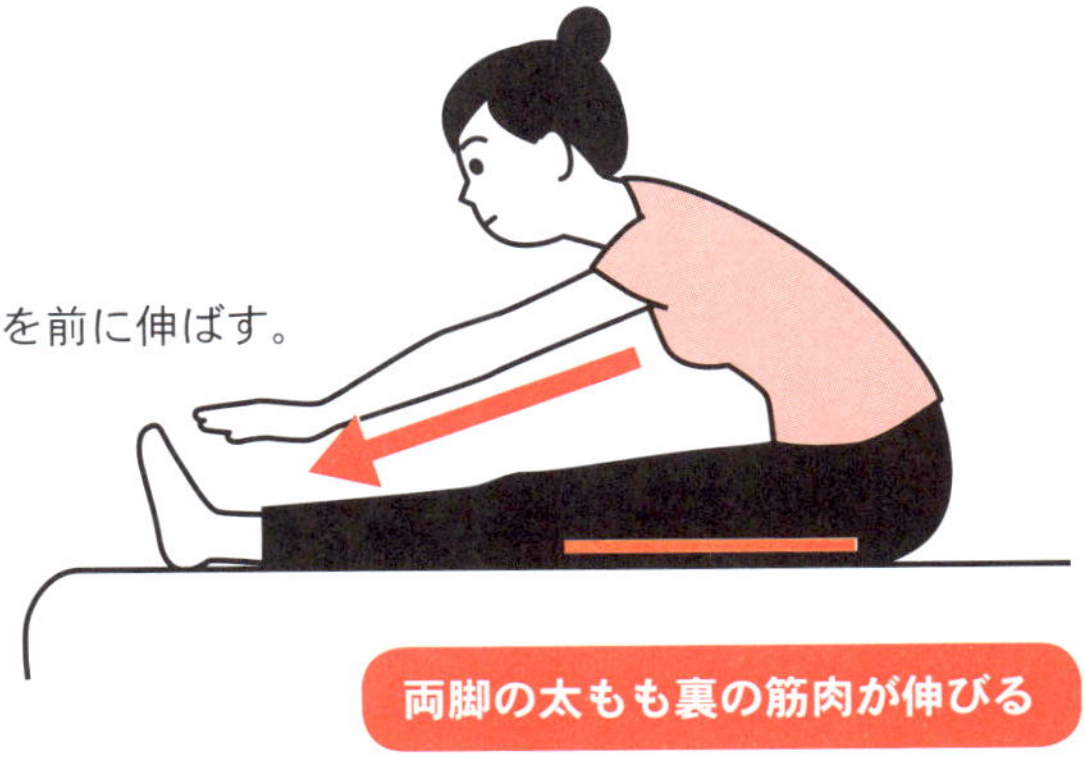

③両手をつま先に向けて上体を曲げていく。

股関節回し

①片ひざを曲げ、真横から正面へ大きく回す。

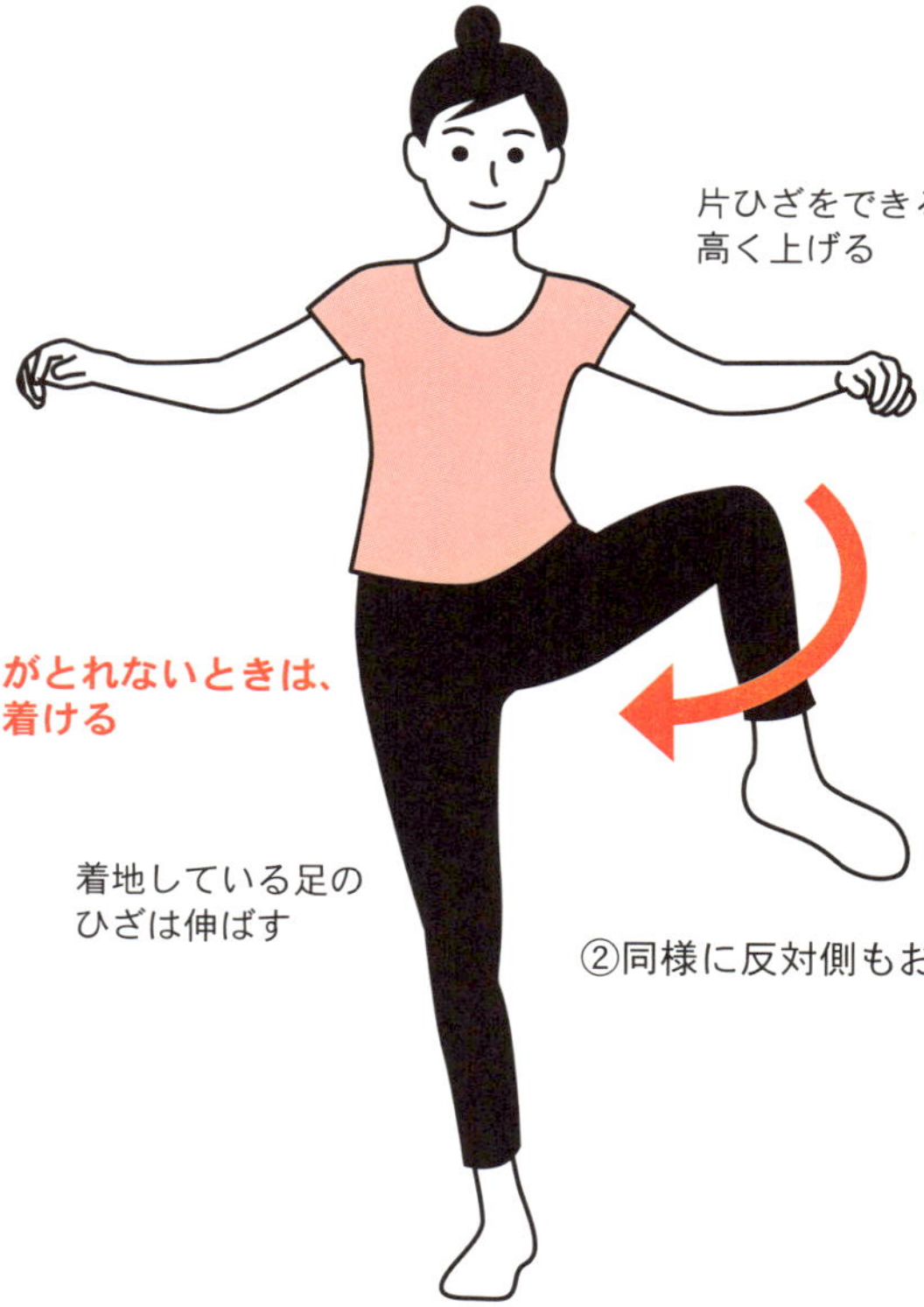
片ひざをできるだけ
高く上げる
★バランスがとれないときは、
手を壁に着ける
着地している足の
ひざは伸ばす

②同様に反対側もおこなう。

★股関節の柔軟性を高めると可動域が広がる！

③左右交互に 20 回おこなう。

第5章

腰痛にならない体をつくる

腰痛持ちの方がやってよい筋トレ

まずはじめに、動いたとき腰に痛みがある、じっとしていても痛い、というときには運動をしてはいけません。

やってよいのは、長く座っていると腰が痛む、長く立ちつづけていると痛む、中腰《ちゅうごし》で10分以上作業すると腰がつらい、といった方です。

医師から「腰痛を治すために筋力トレーニング（筋トレ）をしましょう」と言われたとき、注意したいのは**「どんな筋トレをするか」**です。

間違った筋トレをしてしまうと、症状がかえって悪化することがあります。以下に代表的な間違いをお伝えします。

よくある筋トレの間違い①　腹筋・背筋を鍛える

腹筋《ふっきん》・背筋《はいきん》は「筋トレの代名詞」と言ってもよいくらいです。

まずは腹筋について。結論を先に言えば、腹直筋《ふくちょくきん》を鍛える腹筋運動は腰痛を悪化させてしまうことがあるので注意が必要です。

いわゆる腹筋運動といえば、仰向けに寝転がり、頭の後ろに両手を置いて、股関節《こかんせつ》とひざを曲げた状態で、頑張って上体を持ち上げようとするトレーニングですね。その際に、「おへそを見ておこなうように」と習ったことがあるでしょう。

このような腹筋運動をすると腹直筋が緊張してかたくなります。筋肉がかたくなるのは、縮むということです。

じつは、**おなかの筋肉が縮むことによって腰痛に拍車をかけてしまうのです。**

つまり、腹筋運動によって腹直筋がかたくなり縮まると、腰椎《ようつい》が前に引っ張られます。それによって、背中側についている広背筋《こうはいきん》、腰方形筋《ようほうけいきん》、脊柱起立筋《せきちゅうきりつきん》などが伸びてしまうのです。

今度は、伸びた背中側の筋肉が縮まろうとしますが、腹直筋が強いため、背中側の筋肉は引っ張られたまま、長さは変わらないで薄くなって縮もうとします。すると、筋肉のなかには毛細血管が流れていますが、筋肉によって押しつぶされて血流が滞《とどこお》り、疲労物質などの老廃物が流れない状態になります。

要するに、むやみに腹筋を鍛えることで、あなたの腰痛を悪化させているのかもしれないのです。

腰痛持ちは
腹筋を鍛えてはいけない

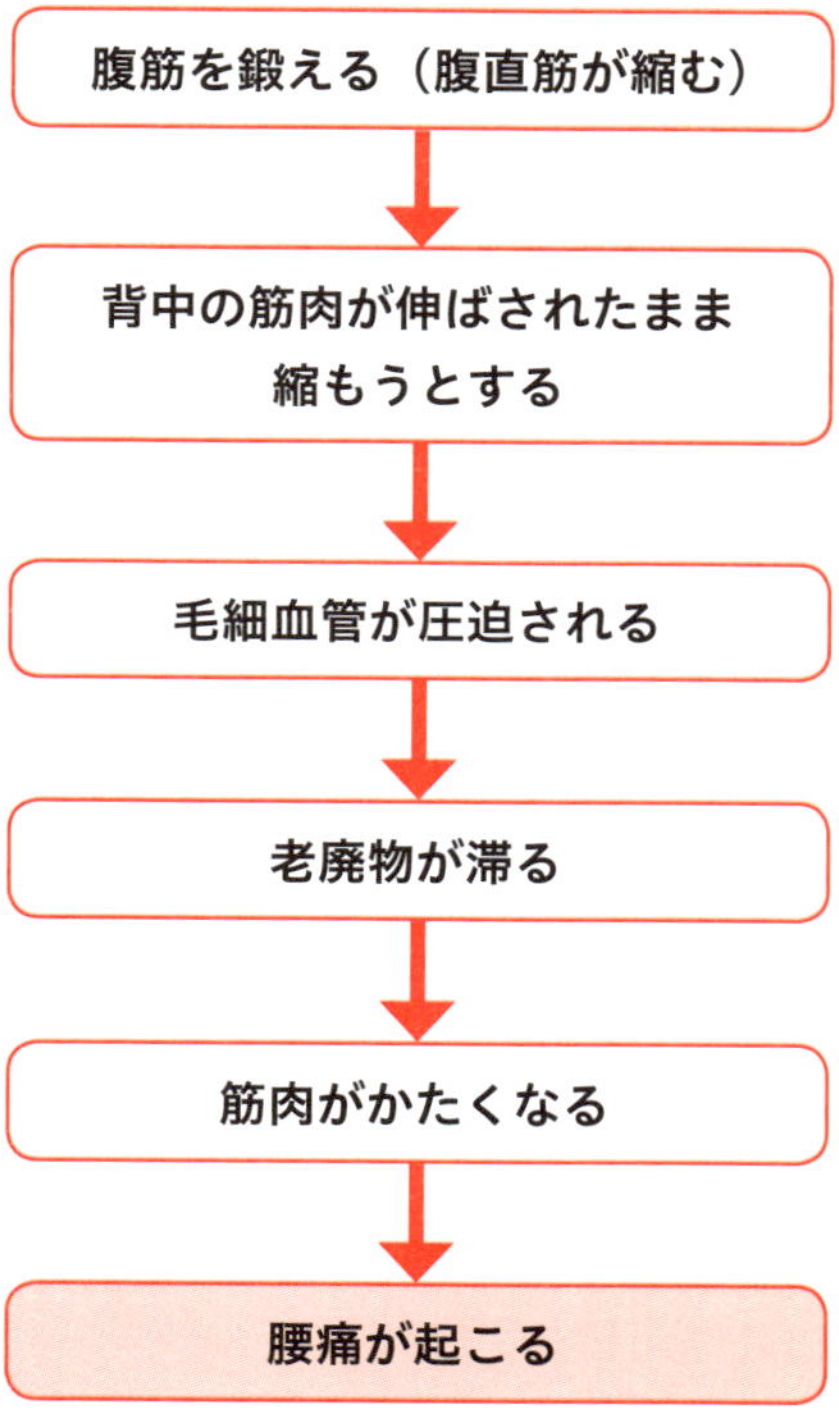
腹筋を鍛える（腹直筋が縮む）
背中の筋肉が伸ばされたまま縮もうとする
毛細血管が圧迫される
老廃物が滞る
筋肉がかたくなる
腰痛が起こる

次に、背筋について。背筋運動をするときには、形に注意することが大事です。

よく間違っているのは、腰がそっていることです。

「腰をそらせなければ、背筋運動はできないだろう」といわれる方もいますが、**背筋運動の目的は背筋《せすじ》を伸ばすことです。**

うつ伏せで両手を頭の後ろで組み、勢いよく上体をそらせてバタフライ泳法のようにおこなう背筋は、スポーツをしていてもともと筋力がある方には有効な筋トレですが、腰痛を患っているような方には負荷が大きすぎます。

腰痛持ちのあなたにおこなっていただきたいのは、もっと軽い背筋運動です。簡単にむりなく続けられる筋トレをチョイスすることが大事です。

腰痛持ちがやってはいけない背筋運動

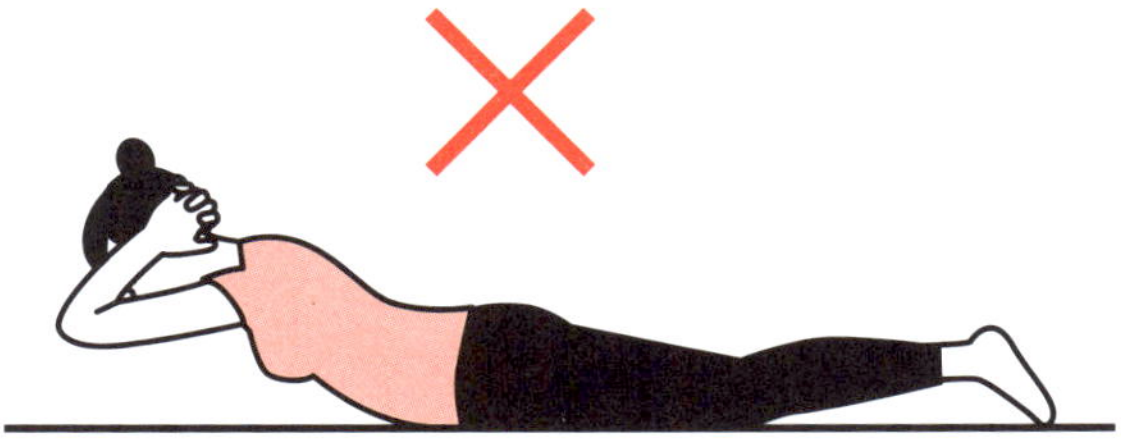

勢いよく上体をそらせておこなう背筋

よくある筋トレの間違い②　筋力が弱いのに筋トレをおこなう

腰痛を治そうと気持ちが前向きな方にありがちなのが、自分の筋力の程度がわからないまま、筋トレをおこなってしまうことです。これでは、せっかくの筋トレも効果がないどころか、かえって腰痛をひどくしてしまいます。

まずは自分の筋力がどの程度あるのか、確認してからトレーニングをおこなうことで腰痛を改善に向かわせることができます。

では、あなたの筋力をチェックしてみましょう。

背もたれのあるイスに、正しい姿勢で15分ほど座っていてください。

15分後、猫背になっていたり、背もたれに寄りかかっていたりしたら、あなたの筋力は弱い状態です。

筋力が弱いとわかったら、筋トレよりも、第3章で紹介したストレッチを優先しておこないましょう。

よくある筋トレの間違い③　血圧が高い状態で筋トレをおこなう

高血圧は日本人に最も多い病気です。じつに日本人の3人に1人が高血圧といわれています。

そもそも「血圧」とは、血液が血管壁を押す力のこと。すなわち、心臓が血液を全身の血管へ送りだす力のことです。

血管が縮み、強い圧力がかかっているときの値を「最高血圧」、血管が広がっているときの値を「最低血圧」といいます。

最高血圧が135以上、最低血圧が85のどちらかにあてはまる方は高血圧です。

筋力が弱い方と同様、血圧が高い方の筋トレも注意が必要です。医師によく相談してください。

高血圧の目安

最高血圧（収縮期血圧）…135 mmHg《ミリヘクトグラム》 以上

最低血圧（拡張期血圧）…85 mmHg 以上

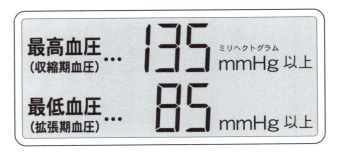

筋トレに回数は必要ない

ストレッチをおこなって筋肉の柔軟性を高めたら、いよいよ筋トレです。

筋トレに回数は必要ありません。**はじめのうちは3回もできればじゅうぶんです。**なんなら、その形になるだけでもOKとしましょう。筋トレをしようとした自分、形をつくれた自分をほめてあげてください。

そして**ストレッチや筋トレをした翌日にどこか痛くなっていないか、**ふだんと違う感じが体にないか、確認しましょう。とくに午前中の動きで何か変化があったかどうか、観察してください。このときに見るのは、次のようなことです。

・布団から起き上がるときの動き
・朝、顔を洗うときの姿勢
・食卓のしょうゆなどを取ろうとして手を伸ばしたとき

・掃除機をかけているとき
・イスやソファーに腰かけたとき、など

少しでもよい気持ちになるようなら、そのままストレッチと筋トレを続けましょう。

1週間ほどストレッチと筋トレを続けると、いままでの自分の体とは違う変化があらわれてくるはずです。

・寝つきが早くなった
・夜中にトイレに行かなくなった
・目覚めがよい
・布団からスッと起き上がることができた
・顔を洗うときの前かがみの姿勢がつらくなくなった
・朝ごはんがおいしい
・掃除の時間が短縮された、など

現状の自分を「見える化」する

現状の自分を記録してふり返りましょう。「見える化」すると、すごくポジティブになります。

何月何日までというように目標を定めて、トレーニングのスケジュールを立てます。そして、**毎日のトレーニングの様子や翌日の体の状態をふり返る**のです。

本を読む人は頭がいいから、数字も好きだし、図表も好きだし、グラフも好きなんです。それなのに、いざ腰痛の悩みを解決したいときにチェックを活用していません。

たとえばシールを買ってきて、運動した日は黄色、腰が痛い日は赤色、痛くなかった日は青色とか、カレンダーに貼っていくと、楽しくチェックできます。

何かしらの変化があるはずです。そんな変化を楽しみながら、ストレッチと筋トレをゆる〜く続けていってください。

三大筋肉を鍛えよう

腰痛の原因は、体の動きに体幹の反応が追いついていないことです。

軽いものを持ち上げるときは意識していませんが、「これは重そうだ」というものを持ち上げる際には、それ相応に意識して体幹のインナーマッスル（深層筋）に力を入れてヨイショと持ち上げます。このように、**人間の体は事前準備をすることで背骨を安定させて腰への負担を最小限に抑えようとしている**わけです。

背骨の安定には、体幹のインナーマッスルが関係しています。

つまり、腰痛持ちの方は、体幹のインナーマッスルが弱いために背骨が安定していない状態といえます。

腰痛予防でいちばん大切なインナーマッスルは、37ページで解説した**「腸腰筋《ちょうようきん》」**です。しかしそれだけではなく、腰痛持ちの方に鍛えてほしい三大筋肉があります。

それは「**脚の筋肉**」「**背中の筋肉**」「**胸の筋肉**」です。

腰痛の患者さんは、そもそもの筋肉量が少ない方が多いので、これら三大筋肉を鍛えることで血液の循環がよくなり、基礎代謝が上がります。すると毛細血管の流れがよくなり、体が温まりますので筋肉はやわらかい状態を保て、全身の調子が整います。

脚の筋肉を鍛えるスクワット

スクワットは、じつは腰痛持ちの方にはあまりすすめられないのですが、だんだんよくなってきた状態でおこなっていただきたいと思います。

腰痛を起こしている方は、中臀筋《ちゅうでんきん》、大腿筋膜張筋《だいたいきんまくちょうきん》、ハムストリングス（大腿二頭筋《だいたいにとうきん》など）といった、おしりから太ももの裏側までの筋肉が弱い場合が多いからです。

初級者におすすめするのは、**脚を大きく開いておこなう「ワイドスタンス・スクワット」**です。なぜ、ワイドスタンスなのかというと、安定感が大事だからです。

はじめは、テーブルやイスなどにつかまって脚を大きく開き、スクワットを数回お

初級者向けのワイドスタンス・スクワット

①両手でイスの背などをつかみ、脚を肩幅に開く。

②上体の重みを両手で支え、
ひざを曲げながら腰を落と
していき、ゆっくり戻す。

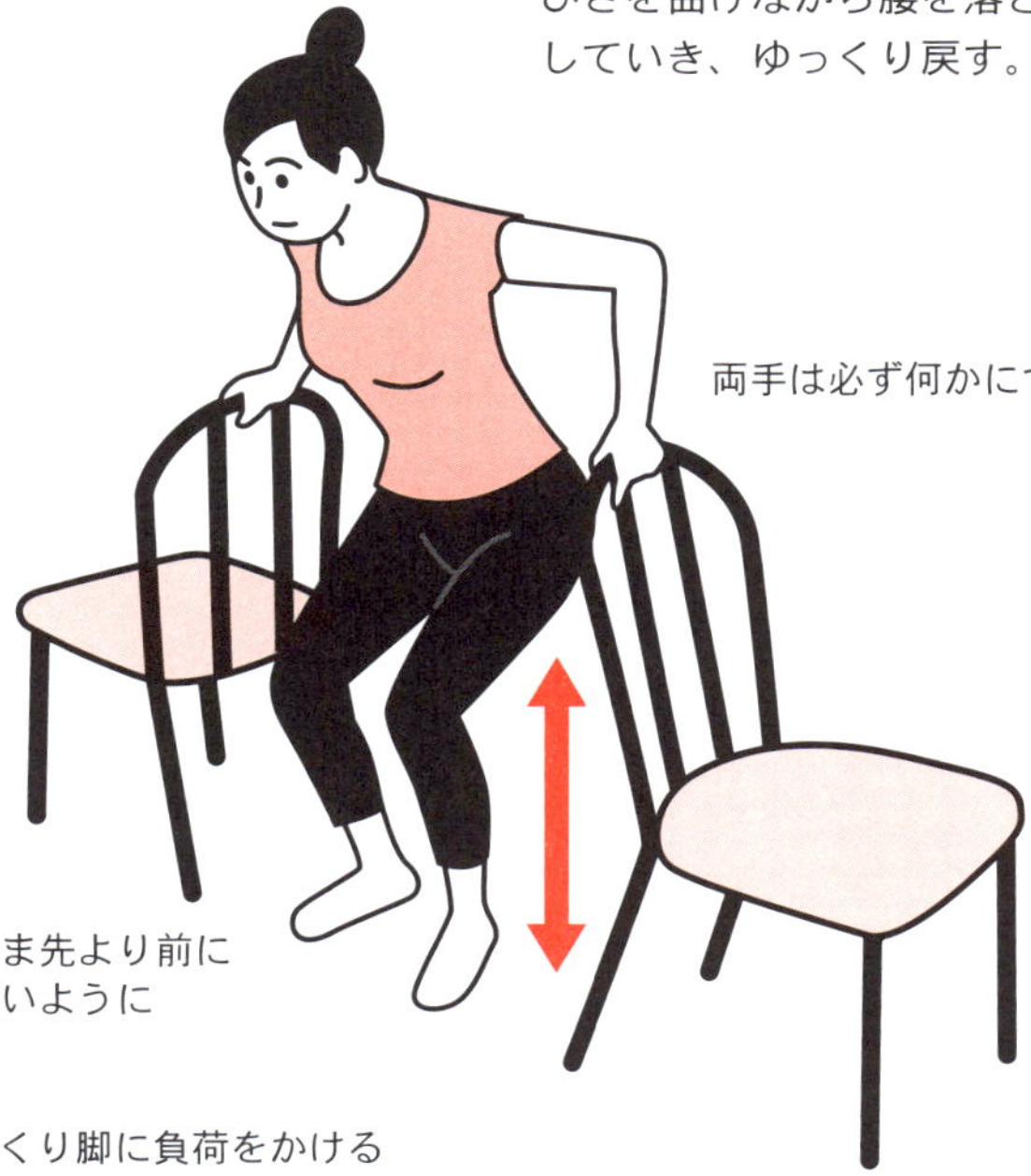
両手は必ず何かにつかまる
ひざがつま先より前に
出すぎないように
ゆっくり脚に負荷をかける

③これを3回ほどくり返す。

★3回程度でじゅうぶん！

上級者向けのワイドスタンス・スクワット

①足を肩幅に開き、頭の
後ろで手を組む。

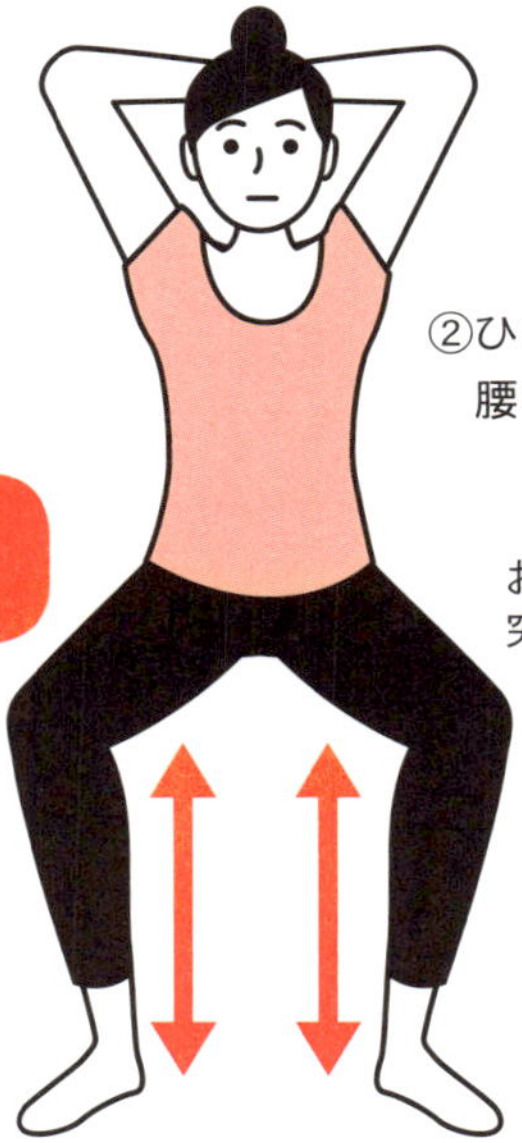

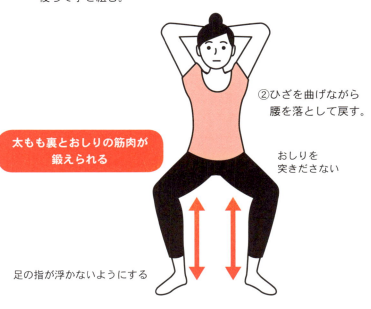

②ひざを曲げながら
腰を落として戻す。

**太もも裏とおしりの筋肉が
鍛えられる**

おしりを
突きださない

足の指が浮かないようにする

③これをリズムよく
3～5回くり返す。

こないましょう。

いままでスクワットなどやったことがない方は少しずつ始めていきましょう。そして翌朝の体の具合をみてから、次の日も筋トレをしていきましょう。

腰痛がおさまってきたら背筋・腹筋を鍛えよう

おすすめの背筋運動は、うつ伏せになり、腕と脚を伸ばしておこないます（152ページ参照）。その際に腰がそらないように注意しながらおこなってください。

よくある腹筋運動は仰向けになって上体を持ち上げるものですが、そこまでやる必要はありません。**おこなってほしいのはV字腹筋です**（154ページ参照）。なぜなら、インナーマッスルである腸腰筋を働かせてほしいからです。

首を上げておくだけでも上部の腹筋に力が入り、足を上げることで下部の腹筋に力が入ります。そして呼吸をすることで腹横筋《ふくおうきん》が鍛えられ、さらには足を持ち上げて腰を90度以上曲げることで腸腰筋が鍛えられます。

初級者向けの背筋運動

①うつ伏せになり、手足を伸ばす。

②顔をちょっと持ち上げて 3 ～ 10 秒キープする。

★腰を伸ばすだけでじゅうぶん！

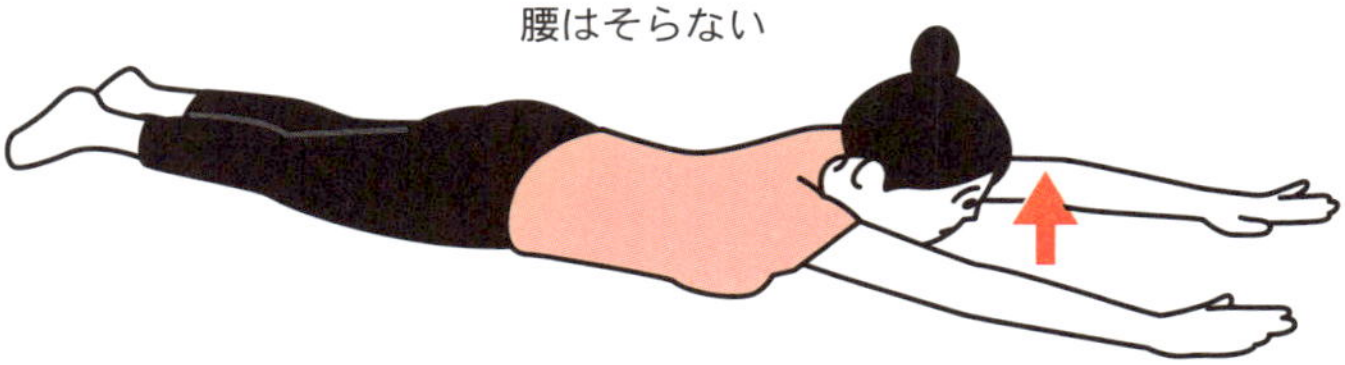

③できるようになったら、両手足をちょっとだけ上げる。

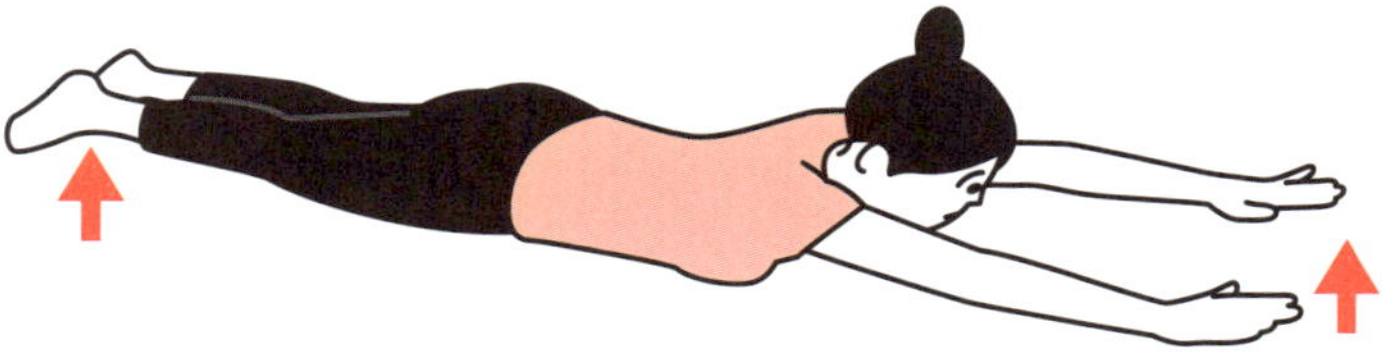

上級者向けの背筋運動

①うつ伏せになり、手足を伸ばす。

②左手と右足を床からちょっとだけ上げる。

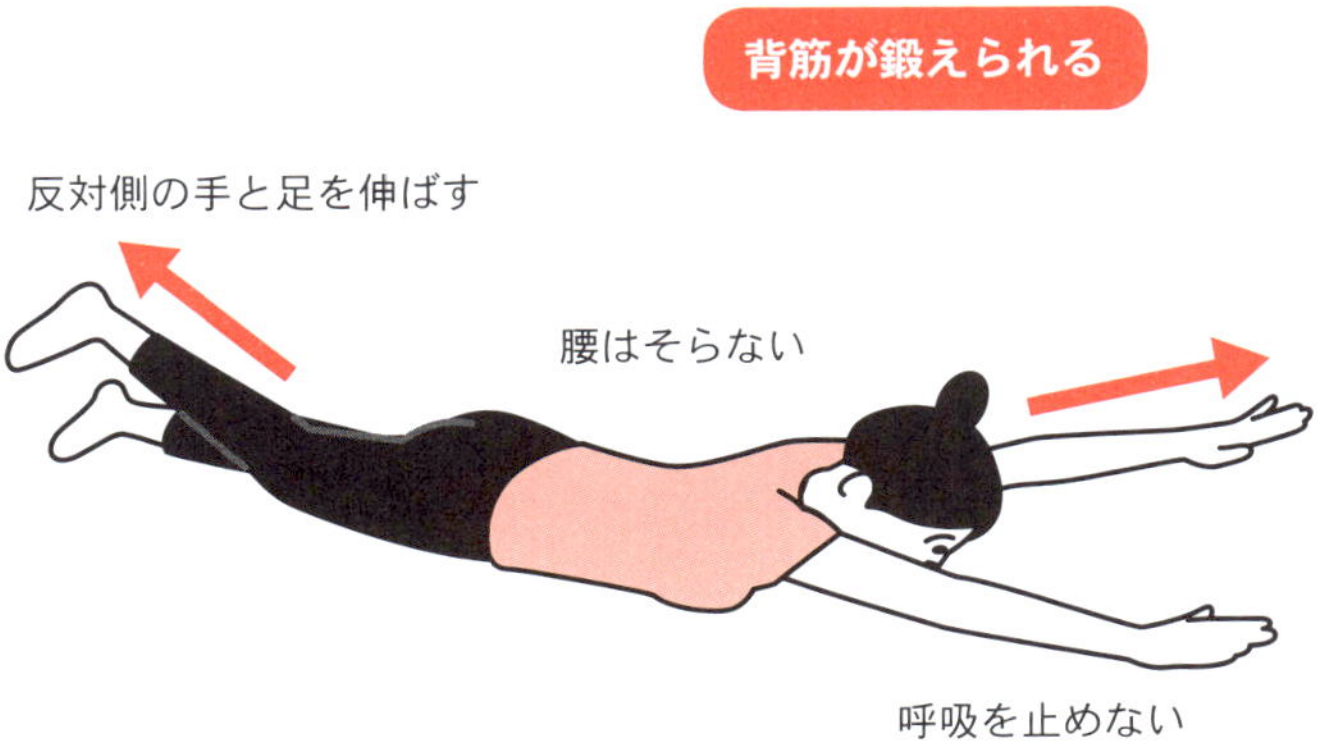
背筋が鍛えられる
反対側の手と足を伸ばす
腰はそらない
呼吸を止めない

③同様に、右手と左足をちょっとだけ上げる。

④これを左右交互に、リズムよくくり返す。

初級者向けのV字腹筋

①仰向けになり、ひざを 90 度曲げる。

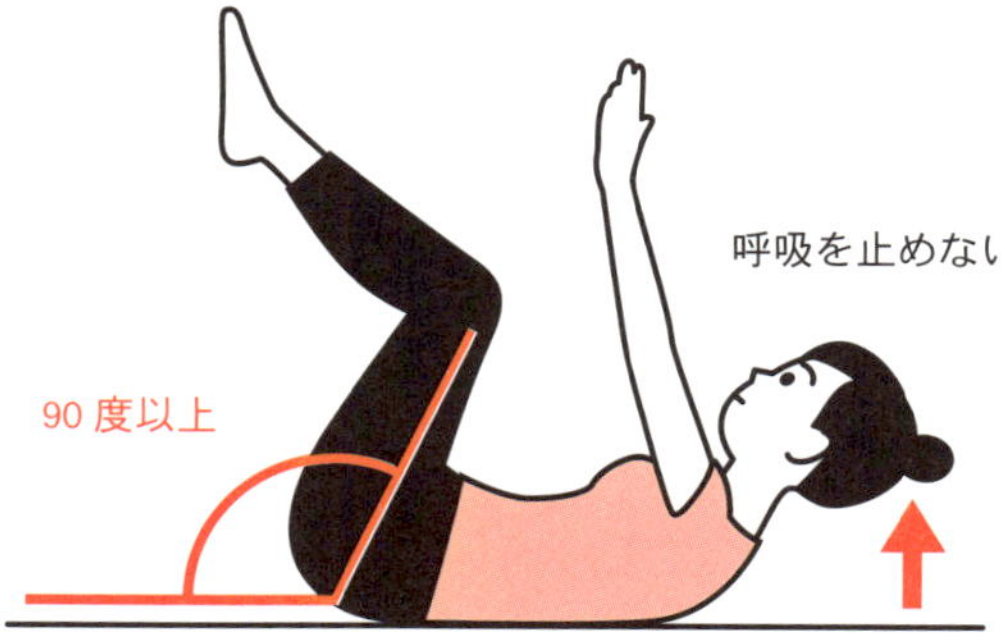
★腰と頭を持ち上げておくだけで
上部と下部の腹筋が鍛えられる！
足首の力を抜く
呼吸を止めない
90 度以上

②腰を 90 度以上曲げ、頭と両手を持ち上げる。

③これで 5 ～ 10 秒キープする。

上級者向けのV字腹筋

①仰向けになり、手足を伸ばす。

②腰を 90 度以上曲げ、頭を持ち上げて両手足を近づける。

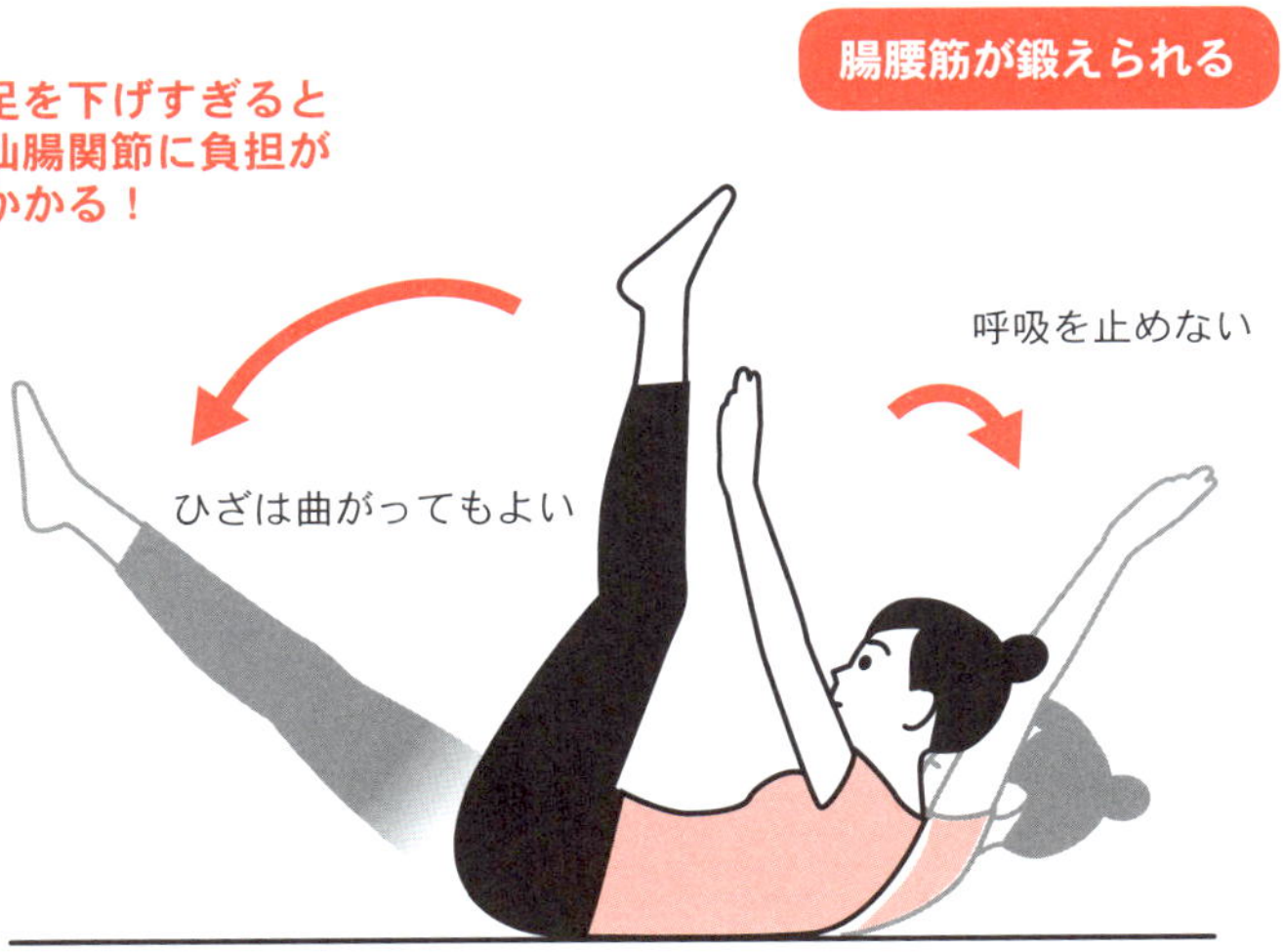
腸腰筋が鍛えられる
★足を下げすぎると
仙腸関節に負担が
かかる！
呼吸を止めない
ひざは曲がってもよい

③上げたり下ろしたり、リズムよくくり返す。

胸の筋肉を鍛える腕立て伏せ

体育で習った腕立て伏せではなく、左図のように、ひざを着き、イスの座面を利用して腕立て伏せをしましょう。

胸をむりに下まで深く下げなくてもよいです。最初はあくまでも軽くおこなってください。

肩甲骨《けんこうこつ》周りの筋肉がかたい場合、胸が深く下がりません。その場合は、「肩甲骨ほぐしボールストレッチ」をまずおこないましょう（111ページ参照）。

通常は、胸の横に手を着くミドルポジションで腕立て伏せをしますが、手を着く位置を変えるだけで効果が変わってきます。

簡単に言うと、胸の内側を鍛えたい場合は胸の前に手を着くフロントスタンス、ある程度広く鍛えたい場合は両腕をグッと開いてワイドスタンスにします。

そして、左図のようにイスを使ってハイポジションでおこなうと胸の上が鍛えられ、胸板がつきます。女性は、きれいな胸の形になります。

初級者向けの腕立て伏せ

①ひざを着いて、両手で
イスの座面などをつかむ。

②ひじを軽く曲げて
上体を下げていく。

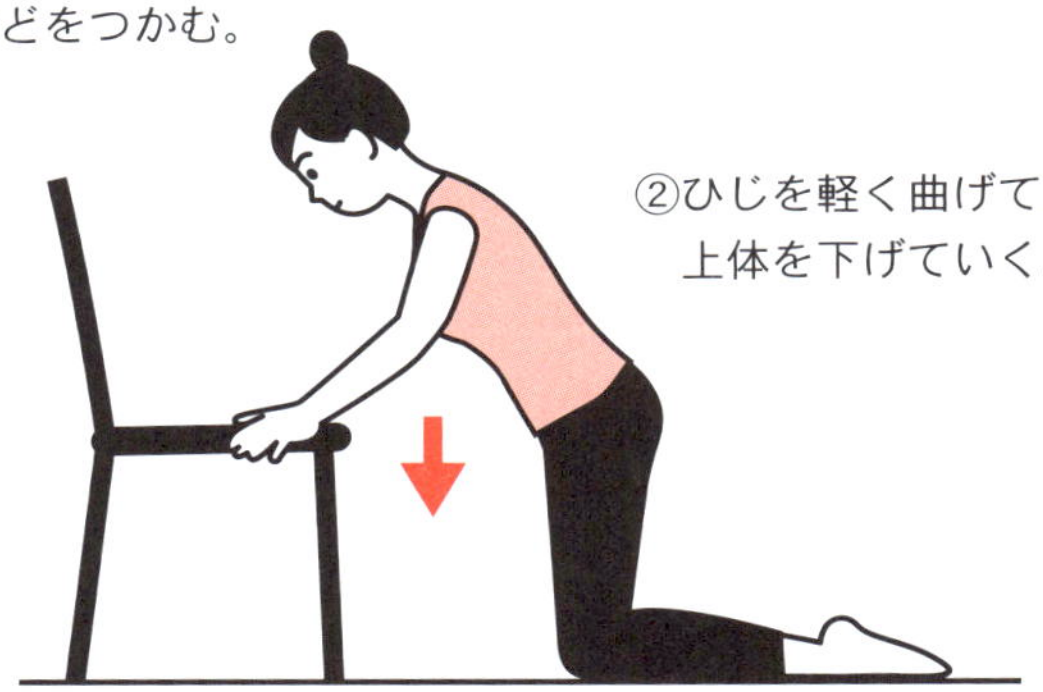

呼吸を止めない

★肩甲骨を寄せることが重要！

③肩甲骨を意識してから、
ひじを伸ばして元に戻る。

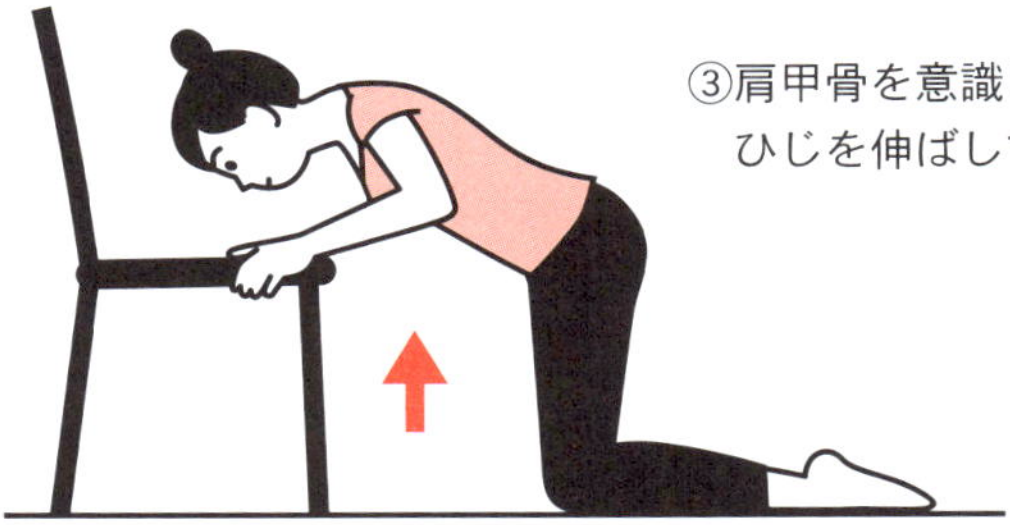

慣れてきたら、両手をだんだん低い位置に着くようにする

④これを 3 ～ 10 回くり返す。

上級者向けの腕立て伏せ

①ひざを着いて、床に両手を着く。

②ひじを軽く曲げて上体を前の床に下げていく。

腕と胸の筋肉が鍛えられる

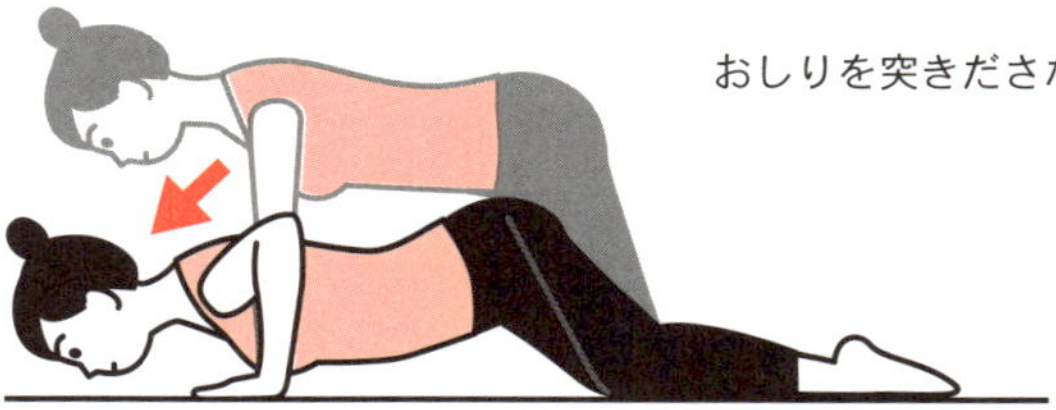
呼吸を止めない
おしりを突きださない
顔は前を向いたまま
おなかが下に落ちないように

③肩甲骨を意識してから、
ひじを伸ばして元に戻る。

④これを 3 ～ 10 回くり返す。

第6章

腰痛Q&A

腰痛の常識ウソ、ホント⁉

「私、腰痛持ちなんです」

知り合いに話すと、「腰痛のときはよく動かしたほうがよい」「湿布は気休めだから貼らなくてよい」「コルセットを着けないほうが早く治る」「腰痛は遺伝だから仕方がない」などなど、まことしやかなアドバイスをされることはありませんか？

親切心からのアドバイスですが、話半分に聞くのがよいでしょう。間違ったことを鵜呑《うの》みにして腰痛を悪化させてはたまりません。実践するなら、専門家の意見を聞いてからにしましょう。

ここでは、そんなありがちな腰痛の常識について、これまで腰痛の患者さんを数万人診てきた私の経験でお答えします。

Q　腰痛改善にはインナーマッスルだけ鍛えればよい？

A　腰痛を再発させないための最重要課題は、**正しい姿勢を保つこと。そのためには筋肉の強化も大切です。**

筋肉は何層にもなっており、骨を支え、体を動かすだけでなく、呼吸や胃腸運動にも関係しています。インナーマッスルはトレーニング用語としてよくとりあげられ、体幹の深層筋を指す場合が多いですが、腕や脚にもあります。それに対して、体の表面に位置する浅層筋がアウターマッスルです。お互いに作用して働いていますから、バランスよく鍛えていくのがベストです。ただし、オーバーワークは逆効果ですから、**「腰痛予防」という意味では、第一にインナーマッスルを鍛える、さらに余裕があればアウターマッスルを鍛える**という感覚がよいでしょう。

腰痛に深く関わるインナーマッスルは、37ページで解説した「腸腰筋《ちょうようきん》」と「腰方形《ようほうけい》筋《きん》」です。また、インナーユニットと呼ばれる「横隔膜《おうかくまく》」「腹横筋《ふくおうきん》」「多裂筋《たれつきん》」「骨盤《こつばん》底筋《ていきん》」の4つの筋肉も大切です（67ページ参照）。

Q ぎっくり腰は、どうやったら動けるようになる？

A ぎっくり腰になる原因はいろいろありますが、大きく、骨や関節を痛めた場合と、筋肉を痛めてしまった場合に分かれます。

腰椎《ようつい》の関節を痛めてしまった場合には、ほぼ動けなくなってしまいます。骨盤《こつばん》の仙腸《せんちょう》関節《かんせつ》を痛めてしまった場合には、前かがみの姿勢をとると、腰からおしりが痛くなり、片足立ちができないというのも特徴です。

いっぽう、筋肉が原因の場合には、腹斜筋性《ふくしゃきんせい》、腰方形筋性《ようほうけいきんせい》、腸腰筋性《ちょうようきんせい》、広背筋性《こうはいきんせい》があり、その筋肉に刺激を与えることによって動くことが可能になってきます。

ということは、**どの骨や関節、筋肉を痛めたかわかることが大事になります。**

●腹斜筋性のぎっくり腰

横を向いてくしゃみなどをすると腹斜筋性のぎっくり腰を起こしやすいです。その場合には、わき腹を親指などで刺激するとラクになります（115ページ参照）。

●腰方形筋性のぎっくり腰

前にかがむこともできませんし、後ろにそることもできません。腰方形筋は左右にありますので、体が少し斜めにゆがむようなかたちになります。その場合は、わき腹をギュッとつまむように押してみると、少しラクになります（116ページ参照）。

●腸腰筋性のぎっくり腰

よく皆さんがいう、ぎっくり腰です。腸腰筋は、おなかの奥にあるインナーマッスルですので、いちばんやっかいなぎっくり腰だと思われますが、腸腰筋ストレッチで改善できます（127～129ページ参照）。

●広背筋性のぎっくり腰

台所でかがんで下の棚にある鍋を取ろうとしたときなど、手を前に伸ばしたときに起こします。わき腹を伸ばすとラクになります（130ページ参照）。

Q 足の裏をマッサージして腰痛が治るってホント？

A すべての腰痛ではありませんが、足の裏やふくらはぎを施術して腰の痛みが治まることがあるのは事実です。

体のどこかの部位が動くときには、特定の1つの筋肉だけが働くのではなく、同時に複数の筋肉が連鎖して働いているからです。

たとえば、足の指を動かすときには、足の裏の足底筋《そくていきん》だけで動かしているのではなく、ふくらはぎ（下腿三頭筋《かたいさんとうきん》）、ひざ裏（膝窩筋《しっかきん》）、太もも裏のハムストリングス（大腿二頭筋《だいたいにとうきん》など）、おしり（臀筋《でんきん》）に緊張が連鎖し、そこから腰の筋肉にまで影響を及ぼしています。

つまり、立っていて腰が痛い人は、足の裏やふくらはぎの筋肉が関係し、座っていて腰が痛い人は、おしりや背中の筋肉が関係しています。

ぎっくり腰で痛くてまったく動けないときなど、様子をみながら、**足の指やふくらはぎをもむと、腰の筋肉の緊張がゆるみ、少しラクになります。**

Q　腰痛は遺伝するのか？

A　「腰痛は遺伝する」というはっきりとしたデータはありません。しかし私は、実感として、腰痛は遺伝すると考えています。

第一に、骨格（体格）は遺伝する場合が多いですね。だから、**似たような体であれば、似たようなところに負担がかかる**ということは考えられます。

「お父さんの猫背、死んだおじいちゃんにそっくり」

こんな話題が身近な人たちの間でよく出ることからもわかります。

そして、**家族で長く同じ家に住んでいれば、似たような生活習慣になります。**

「いつもソファーに座っている」「こたつであぐらをかいて座っている」「テレビが部屋の角《かど》にあって、いつも斜め方向を同じ姿勢で首を曲げて観ている」「洗面台の高さが低い」などなど、家族共通の腰痛の原因があります。

また、**食事も筋肉量に関係します。**たとえば、レトルト食品や揚げものが多いと、よい筋肉がつくれません。家族で似たような体になる一因ですね。

Q 腰痛には温めたほうがよいか、冷やしたほうがよいか？

A 痛くて我慢できないほどの腰痛なら病院や治療院に行くでしょう。しかし、痛みが耐えられそうな場合は、湿布を貼って冷やしたり、蒸しタオルを当てて温めたり、セルフケアで様子をみるのではないでしょうか。

そんなとき、患部を温めるか、冷やすか、迷う方も多いでしょう。

基本的には、**「冷やす＝炎症抑制」「温める＝血行促進」**と考えてください。

転んで腰を打った、ぎっくり腰になったなど外的要因の場合は筋肉が炎症を起こしているものと考えられますので、冷やして炎症を抑制するのがベターです。

痛めてから数時間、あるいは数日経ったときは、炎症がどれくらいなのかによって冷やすか温めるか違います。その際は、専門家の診察を受け、患部を温めるか、冷やすか聞くとよいでしょう。

日常的に腰がだる重いといった腰痛持ちの方は、、血行をよくするように温めるほうがよいでしょう。

Q コルセットは着けるべきか？

A コルセット（腰痛ベルト）は、腰痛を起こす動きを制限し、筋力をサポートするためのものです。つまり、腰痛そのものを治すものではありません。

動いたときに痛みがひどいようなら、コルセットを着けたほうがよいです。ただし、痛みが徐々に治まってきて、**体が動かせるようになってきたら、コルセットをはずしたほうがよいでしょう。**

いつまでもコルセットに頼ってしまうと、自分の筋力が弱ってきますので、コルセットに頼りすぎない生活をしていくことが大切です。筋肉を正しく使うことでだんだん筋力が強くなり、コルセットがない状態で日常生活ができるようになります。コルセットの着けすぎに注意しましょう。

姿勢を正しくする矯正下着やコルセットは、ダイエット効果があるとよくいわれますが、それは間違いです。腹部を圧迫して体幹を強くしているだけなので、脂肪がなくなるわけではありません。筋力もますます弱ってしまいます。

Q　ひざ痛と腰痛は関係があるのか？

A　ひざ痛で来院され、じつは腰に関連するひざ痛だったという患者さん、あるいはその逆の患者さんは多くいます。

腰が悪いことによりおなかの筋肉が縮まると、前かがみになります。そうすると、ひざを曲げてバランスをとろうとします。ひざが曲がるということは、ひざ関節内の圧力が高まり負荷が集中して、ひざ痛の原因になります。

また、ひざ痛はあるものの、ひざ自体には腫れもなく、熱ももっていないことがあります。この場合、腰椎椎間板《ようついついかんばん》ヘルニアや腰部脊柱管狭窄症《ようぶせきちゅうかんきょうさくしょう》などによって大腿神経《だいたいしんけい》につながる馬尾神経《ばびしんけい》が圧迫され、太ももやひざ、すねなどにしびれや痛みが出ていることがあります（34ページ参照）。ですから、腰痛というよりも、ひざ痛など下肢《かし》に痛みがあるときは、腰部の坐骨神経痛《ざこつしんけいつう》の可能性が高くなります。

くり返しになりますが、正しい姿勢で生活することが腰痛&ひざ痛を治す最善策であり、最高の予防法です。

Q　サプリメントは効果が期待できるか？

A　腰痛に効果が期待できるとされるサプリメントのテレビコマーシャルや新聞広告をよく見かけます。体験談もリアルで、著名人がすすめているので、「あの人が飲んでいるなら……」と購入する人も多いようです。

腰痛のサプリメントには、軟骨の成分である「コンドロイチン硫酸」「ヒアルロン酸」、体づくりに欠かせないアミノ酸である「グルコサミン」「コラーゲン」、たんぱく質と糖の複合体である「プロテオグリカン」などがよく知られています。

それでは、これらのサプリメントは実際に腰痛に効くのでしょうか？

ほとんどのサプリメントは、その効果が医学的には証明されていないというのが事実です。骨や筋肉をつくる成分であることは事実ですが、飲んでそのまま効くとはいえないのです。効果があったという声はありますが、私は気持ちの問題が大きいのかなと思います。興味がある方は、主治医に相談するか、あるいは1カ月ほど試してみて判断すればよいのではないでしょうか。ただし、過剰摂取には注意が必要です。

Q 飲酒と喫煙は腰痛に影響するのか?

A 「先生、お酒は飲んでもいいですか?」

腰痛で来院された患者さんのなかには、このような質問をされる方もいます。

私は「飲まないほうがいいですが、どうしても飲みたいなら、冷たくないお酒を少しだけにしてくださいね」とアドバイスします。

お酒、とくにビールや水割りなどの冷たいお酒には、腰痛にとって2つのマイナス要因があります。

ひとつは、**体内の水分が奪われる**こと。体内の水分は、体温調節、筋肉を動かす、血液として栄養素を全身に運ぶなど、腰にとっても大切な役割を担っています。

水を飲めば水分補給になりますが、アルコールは水分補給にはなりません。アルコールには利尿作用があるため、飲んだ以上に水分を尿として排出します。そのため、脱水症状になりやすく、筋肉がかたくなります。

もうひとつは、**内臓を冷やす**こと。体が冷えると血行不良になり、それは腰痛の原因になります。

また、私は酒席そのものが腰にとってマイナスだと感じています。お酒を飲んでいるとついつい長時間になり、同じ姿勢でずっと座っているので腰に負担がかかります。実際に、酒席で楽しんだ翌日にぎっくり腰になったという患者さんもけっこういるので、注意してください。

喫煙も、腰にはよくありません。アメリカ・ノースウェスタン大学の研究では、**喫煙者は非喫煙者に比べ、慢性腰痛症に3倍なりやすい**そうです。私も、統計はとっていませんが、腰痛の患者さんにはタバコを吸う方が多いように感じています。

背骨（脊椎《せきつい》）のクッション材である椎間板《ついかんばん》には血管がありませんから、毛細血管からしみでる栄養分をとりこんでいます。タバコに含まれるニコチンは毛細血管を収縮させるので、喫煙によって椎間板に栄養がじゅうぶんに行きわたらなくなります。

また、**喫煙はカルシウムの吸収率を下げ、骨密度を低下させます。**それが骨粗《こつそ》しょう症《しょう》の原因になることは明白です。

もちろん、腰痛の方は受動喫煙にも注意が必要です。

Q 腰痛に効くツボを教えて？

まずは、ぎっくり腰や坐骨神経痛《ざこつしんけいつう》など、我慢できない急な痛みに効く手足のツボを紹介します。ツボの位置を正しくとらえると奥にズンと響く感じがあります。息を吐きながら押しましょう。

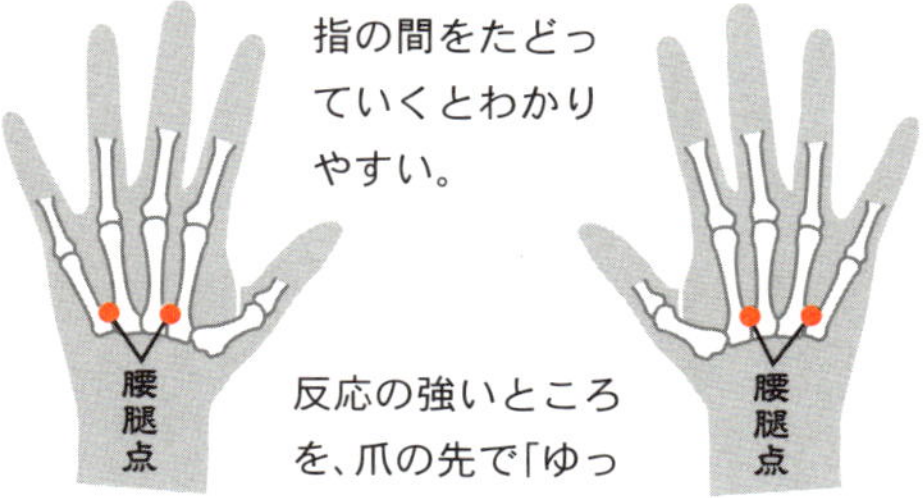

軽く拳をにぎり、指の間をたどっていくとわかりやすい。

反応の強いところを、爪の先で「ゆっくり押してから離す」をくり返す。

【腰腿点《ようたいてん》】（手の甲の骨が交差するところ）
ぎっくり腰だけでなく腰痛全般に効く。

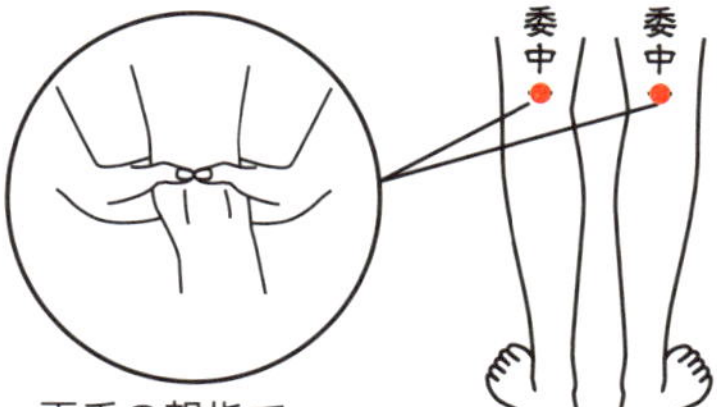

両手の親指で
30秒ほど
押さえていると
痛みがやわらぐ。

【委中《いちゅう》】（ひざ裏の中央）
坐骨神経痛、ひざ痛にも効く。

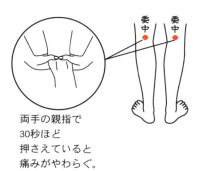

腰の部分には、腰痛に効くツボがたくさんあります。それぞれのツボを押してもよいですが、両方の手のひらで小さな円を描くようにさすると腰全体がじんわり温かくなります。

【後ろから見た図】

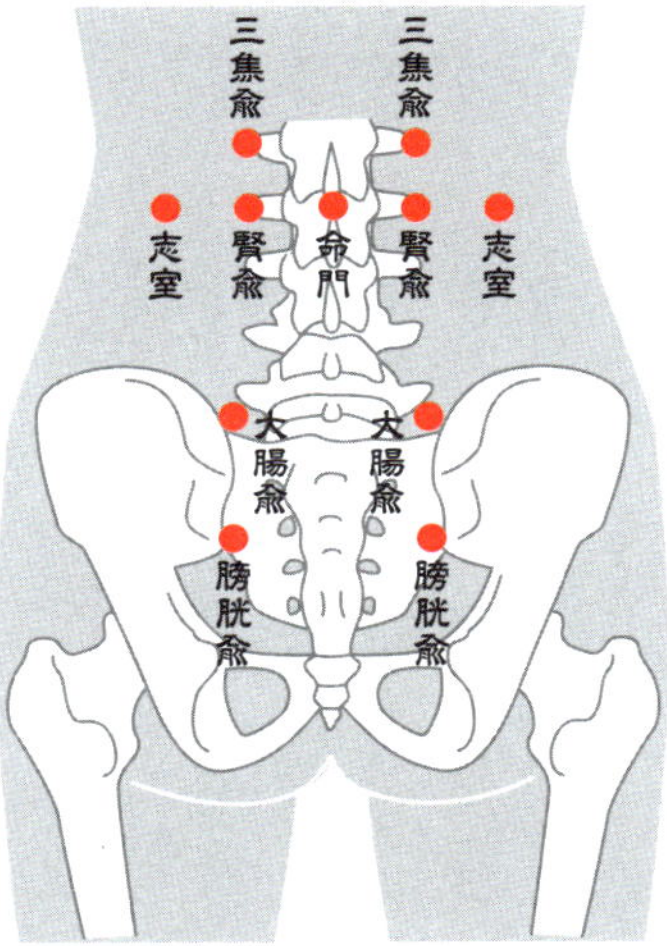

【三焦兪《さんしょうゆ》】（腎兪から指２本分上の位置）

ホルモンバランスを整えるツボ。ストレスからくる腰痛に効く。

【命門《めいもん》】（おへその真裏）

腎臓の間にあり、生命エネルギーが集まるツボ。

【腎兪《じんゆ》】（命門から指２本分外側の位置）

腎臓の働きを整え、腰の重だるさによく効く。

【志室《ししつ》】（腎兪から指２本分外側の位置）

疲労をとり、腰痛をやわらげる。

【大腸兪《だいちょうゆ》】（骨盤の高さで、背骨から指２本分外側の位置）

大腸の働きを整え、腰への負担を減らす。

【膀胱兪《ぼうこうゆ》】（仙骨の外側）

排尿疾患や坐骨神経痛に効く。

おわりに

本書を最後までお読みいただきありがとうございます。

私が本書をとおして一貫してお伝えしたいことは、

「腰痛は、腰だけの問題ではない」

「腰痛は、姿勢が9割」

この2点です。

腰痛は生活習慣病です。腰痛の原因となるさまざまな生活習慣が複雑に絡みあって、いまの腰の痛みがあることを知ってください。そうすれば、「姿勢」がいかに大切かおわかりいただけるでしょう。

正しい姿勢は、単に腰に関連する筋肉を鍛えるだけではなく、しっかりとストレッチをしてしなやかな筋肉をつくることで、保つことができます。

「腰痛消滅！」――一生、痛まない「腰」は手に入ります。

本書執筆の機会を与えてくださった皆さんに感謝申し上げます。また、ご協力いただいた友人・知人の皆さん、いつも支えてくれている弊社スタッフ、家族のみんな、本当にありがとうございました。

２０１９年11月吉日　中村哲也

【参考文献】

『腰痛の9割を治す、たった1つの習慣』（高林孝光著／主婦の友社）
『図解入門　よくわかる腰痛症の原因と治し方』（中尾浩之著／秀和システム）
『腰痛は「たった1つの動き」で治る！』（吉田始史著、高松和夫監修／講談社）
『腰痛は自分で治せる』（石井博明著／主婦の友社）
『快速まるわかり　腰・ひざの痛みを解消する』（柳本繁監修／法研）
『首・肩・腰・ひざの痛みをなんとかしたい！　解消＆予防』（伊藤晴夫監修／西東社）
『見るみるわかる　骨盤ナビ』（竹内京子総監修・解剖学監修、岡橋優子エクササイズ監修／ラウンドフラット）

【著者プロフィール】

中村　哲也（なかむら　てつや）

柔道整復師・ウィステリア（藤接骨院グループ）代表

都内整骨院での３年間の修業を経て、2000年、静岡県吉田町で藤接骨院を開業。“体への負担が少ない施術”が評判を呼び、１日の来院者数100人超の行列ができる接骨院となる。地域の方々からの強い要望により、静岡県中部を中心に分院を開業、現在９店舗とフィットネスジムを運営している。一方で、特定非営利活動法人日本電気治療協会の副理事長をつとめ、施術技術などを伝えている。協会として大相撲の力士、プロラグビー選手たちのケアにも携わっている。

腰痛消滅！

一生痛まない腰になるたった一つの習慣

二〇一九年（令和元年）十二月三日――初版第一刷発行

著　者　中村 哲也
発行者　伊藤 滋
発行所　株式会社自由国民社
東京都豊島区高田三―一〇―一一
〒一七一―〇〇三三　https://www.jiyu.co.jp
振替〇〇一〇〇―六―一八九〇〇九
電話〇三―六二三三―〇七八一（代表）

企画協力　松尾 昭仁（ネクストサービス）
プロデュース　中野 健彦（ブックリンケージ）
編集協力　小松 卓郎・小松 幸枝
カバーデザイン　ＪＫ
カバーイラスト　さわたり しげお
印刷所　プリ・テック株式会社
製本所　新風製本株式会社